JN179574

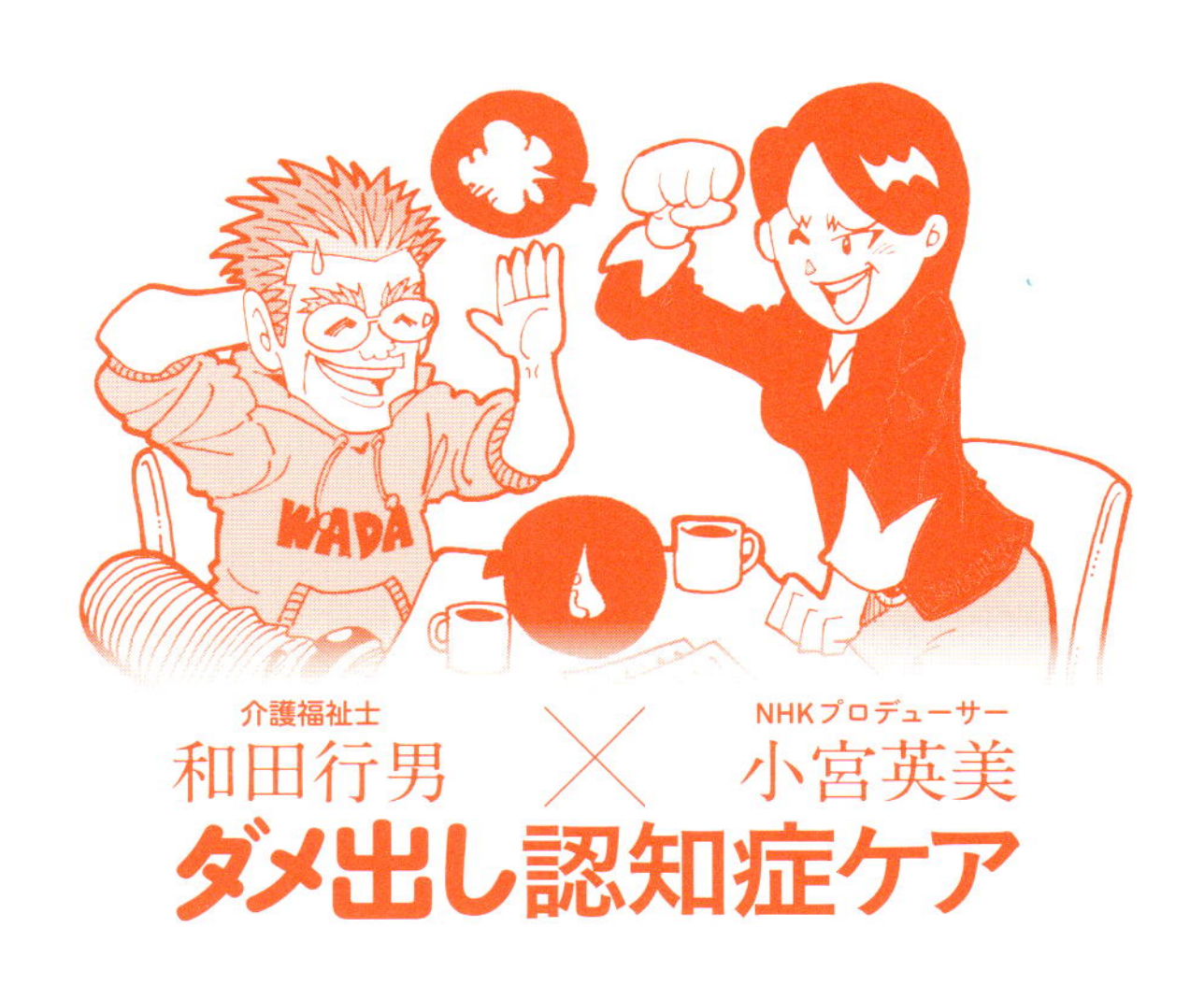


介護福祉士
和田行男
×
NHKプロデューサー
小宮英美

# ダメ出し認知症ケア

中央法規

目次

# Q 認知症高齢者と接するコツは？

3か月前からグループホームで働き始めた新人です。認知症高齢者と接するのも初めてです。グループホームで暮らす認知症高齢者と上手に接する方法を教えてください。

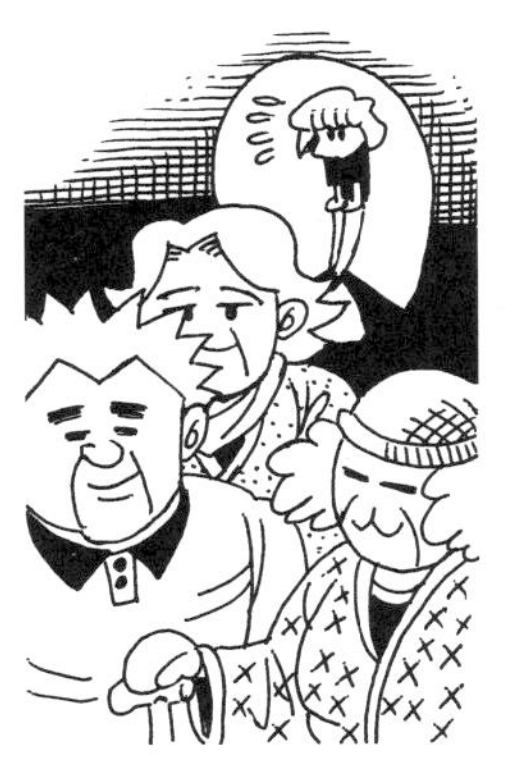

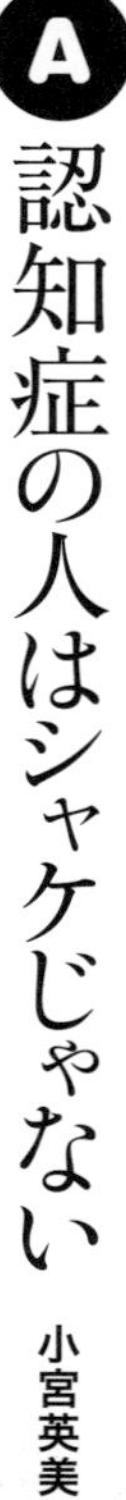

# A 認知症の人はシャケじゃない

小宮英美

まず、質問された方にお伺いしたいのは、「グループホームで暮らす認知症高齢者」って何ですか？　ということです。

私はいつもシャケの話を例に出すのですが、お年寄りに、特養向き老人とか、病院向き老人とか、老健向き老人とか、在宅向き老人とかいませんよね。なぜなら、実際は病院や老健、グループホームで、特養が空くのを待っている人もたくさんいるからです。あらかじめ特定の福祉施設や医療機関に向いている老人なんていません。ところが、お年寄りの状態を判断する際に、この人は特養向きだよねとか、病院向きだよなんて変なことがいわれます。

それは、北洋を泳いでいるシャケのようなものです。国境近くを泳いでいて、たまたまロシア船に捕まればロシア産、アメリカの船ならばアラスカ産サーモン、日本だったら日本産、……。同じシャケなのに、捕まった船によって名前が変わるのと同じです。

面倒をみる側の都合で、グループホームではこうしますが、うちは特養ですからこれはしませんとか、うちは療養型だからどうだとかっていうのは本当におかしいと思います。

医療のニーズが強くなれば療養型にお願いしたいという気持ちもわからなくはないですが、だからといって、人間らしい生活を取り上げてしまうのはいかがなものでしょうか。歩けるのに歩かず、自分でできることも自分でせず、大部屋の病室で病人らしくしていると、本当に歩けなくなり、何もできなくなってしまうでしょう。だから、どんな人もできるだけ自立できるような環境で自分のもっている力をできるだけ活かせるような支援が受けられるようにしてほしいと願います。

そうした議論の上に立つと、「認知症高齢者」「認知症の人」というのもおかしな話だと思いませんか。たとえば他の病気にかかった高齢者を指して、「肝硬変高齢者」「心疾患老人」という言い方はしませんよね。「〇〇さんの病気は肝硬変です」などと言いませんか？

病気が歩いているわけではないのです。人が先なんです。**「認知症高齢者」という言葉からは、その人の姿は何も見えてきません。**人と接するのに、こんな失礼なことってないと思います。高齢者と接するうえでまず、そういうところから考えてみてはいかがでしょうか。

## 対談 婆さんたちは真っ当なのに

### 婆さんたちをなめるな！

**和田**　いつものことやけど、僕は、認知症という状態にある人のことを総称して、僕なりの尊びを込めて「**婆さん**」と呼ばせてもらいますので、勘弁してくださいね。

さっそくやけど、僕がおかしいなぁと思うのは、認知症という状態になると「**丸ごと認知症パック**」にしてしまうこと。人はみんなそれぞれなのに、「認知症の人」っていう一つの「人・人種」にしてしまうことや。

**小宮**　だいたい、認知症の人って、これまであまりにも見下されてきたと思いません？ドキュメンタリーの撮影で特養に行ったとき、こういうことがあったんですよ。移動理美容車がやってきて、特養カット[※1]のお年寄りがすてきな髪形に変身し、生き生きとするのを撮ろうとしたの。

**和田**　特養カットか（笑）。今でもされてる人いるやろか。

**小宮**　言いたいことも時には組み立てられない高度の認知症の人でしたけど、すてきな髪形にすれば、本人もうれしいだろうし、家族もうれしいだろうと思って撮影しようとしました。

けれど、パーマをかけることになり、長い時間やっている途中でやっぱり不安になってきちゃったみたいで……。立ち上がったり歩き始めたりして。パーマ液がだらだら落ちてくるし、大変じゃないですか。こっちは撮影意図が達成されないと困るから、満面の笑みをつくって、よくいる介護職みたいに、「でもきれいになりますから、もうちょっと……」とか言ったら、そのおばあちゃんに何て言われたと思います？　一発やられたんですよ。「あんたは、自分の都合ばっかり考えて」って、ハッキリと。

**和田**　ハハハ、なるほど。

**小宮**　上下左右縦横斜めのどこから見ても、向こうの言っていることのほうが正しいんですよ。その状況で、「あんたは自分のことばっかり」って言われたら、本当にそのとおりだから、「ははあ、失礼いたしました。私、人間として出直してきます」としか答えようがありませんよ。

---

※1　**特養カット**…表向きは「衛生的」、実は「洗髪の手間が省けるから」という理由で特別養護老人ホームの女性が皆、おかっぱにされる、そのヘアスタイルのこと。

この人たちが苦手なのは、時間の経過に沿って判断を積み重ねること。これは記憶に障害があるから難しいけど……。状況によっては、かなり的確な判断ができるわけで、こっちが「認知症だから」ってばかにしていたりすると、向こうは私のわがまま、私のひどいところを見抜いていて、本当にぞっとしました。その場の状況や相手の表情から判断することは、かなりできるんですよね。

**和田** それは婆さんのほうが偉い。小宮さんが東大を出ていようと、婆さんにはまったく関係ないもんな。

**小宮** 本当、あの人たちは真っ当なことを言うんですよ。みんながだましだましお風呂に入れようとするじゃないですか。相性のいい介護職が浴室に入って、そこからにっこり手招きしたりして。

本人が入りたくないときに無理にやったりすると、「私、この歳になって、お風呂入れだとか何だとか、若い人たちにガアガアと言われたくないのよ」なんて、ものすごく見事に言うものね。それってすごく真っ当じゃないですか。

**和田** 僕も入浴のお誘いをしたとき、婆さんから、「またうまいこと言って!」って見事に見透かされたときがあったなぁ。

**小宮** 以前、認知症の人が集まっているところにお土産で生菓子を持っていったんですよ。

お年寄りが自分で開けたら喜ぶだろうから「開けてください」とか言ったりして。そしたら、受け取ったおばあちゃんがそれを逆さまにしちゃって……。こっちは気が気じゃなくて、「あっ、それ逆さまですから」って言ったら、「だったら、自分でやったら！」って言われました。

**和田**　職員が棒立ちのまま、婆さんに調理をさせようとするグループホームの職員がいたりするんやけど、婆さんの側からすると「何で年寄りにさせようとして、あんたたちは何もしいひんのや」って映るわなぁ。それって「普通の感覚」やで。

**小宮**　福岡の宅老所「よりあい」[※2]で、村瀬孝生さんっていう介護の達人は、「あんたらい い若い者が、こんな年寄りと一緒に昼間から遊んでいてはいけないよ。穀つぶしだ」って言われたんだって。その人たちのお世話をしているのに。

でも、それぐらいお年寄りが「お世話されてる」と負の意識を感じず、嫌な気分にならないで過ごせているっていうのは勲章ものだと思いますね。

**和田**　僕も言われたことがあるで、「あんた行くところがないのか」って（笑）。

**※2　福岡の宅老所「よりあい」**…「宅老所」という言葉を使い始めた民家改修型小規模多機能ケアの元祖。

## 婆さんたちはたくましい

**小宮**　それから、本当にお年寄りはたくましい。私、おばあちゃんに餌付けされたこともあるんですよ。

**和田**　餌付け？

**小宮**　おばあちゃんが、おいしいものをくれたりするんですよ。ストッキングをパジャマの上からはいちゃったりする認知症の進行したおばあちゃんが、わざわざ別の部屋に私を連れ込んで、「これ、あんたにだけあげるんだからね」とか言って。私、せっかく言ってくれているので食べないと「悪いな」って思って、それ食べちゃったの。そうしたら、「あれ取ってきて、それ取ってきて」とか言いだして。こっちを自分の思いどおりにしようとして……。そういう力は十分もってる。

**和田**　**人間は最後まで、自分を一番いい状態にもっていこうとする力だけは失わない**ような気がする。やっぱり人間はたくましいよな。

**小宮**　変に優しくして、真綿でくるんだように「その人らしく」とか言って、傷つけまいとして扱うんじゃなくて、そのたくましさをなくさないよう支援してほしいわ。ずるさだとかたくましさだとか、私を餌付けしてでも生きていくなんてところが見えたとき、「お、やるじゃん」という感じで受け止めたい。

**和田**　「あんた、そうきたか」みたいな。

**小宮**　そうそう。こちらが裏をかいてみようかとか思っていたのに、向こうに裏をかかれたりね。

**和田**　だから、新人の職員は婆さんの前で玉砕しやすい。僕がこの業界に入って特養に勤め始めた頃の話やけど、夜勤の休憩時間に仮眠したら寝坊してしもうたんやわ。明け方の4時に起きなあかんのに、目が覚めたら6時。7時になったら早出の職員が来るから、そいつが来るまでにいつもと同じような状況にしとかんと、寝坊したことがバレてしまう。そのときの僕はあせりまくっていたんやろな。それが全部顔や態度に出ていたと思うねん。いつもなら起床から食事前までたっぷり2時間はかかるのに、椅子を出してくれる婆さんまで現れて、たった1時間で婆さんたちはテーブルの周りに座ってくれた。

僕はそのとき、婆さんにすごく教わった。何でもかんでもできないわけじゃない、何もわからないわけじゃなくて、人の考えていることや気持ちを察する力があるんやなーって。

**小宮**　その状況が一瞬にしてわかるんでしょうね。この人困っているんだろうな、慌てているんだろうなって。

**和田**　婆さんとの上手なつき合い方なんていうものはないやろ。そもそも子どもの頃から「人とのつき合い方」なんていうのを習った記憶はない。ただいえるのは、人が人と関係をつくっていくうえで大事にしていることは、「知人」っていうくらいやから、相手を「知る」ことで、**その人のことを知ろうとすることが関係性の基本**やろな。

婆さんの場合、その人に認知症がくっついて、そいつがその人にいたずらをするわけやから、その人のことを知るだけでなく、認知症のことも知っておくことが必要になる。

また、人は変化していく生き物であり認知症も進行性。「知ったこと」も「知っていたこと」という過去になっていくわけやから、いったん知ればよいというわけではなく、**知り続けていくことが大事**。

そのために必要なことは、職業人として「知りたい」という欲をもつことで、知りたいと思えないなら「知ろうとはしない素人」で留まるだけや。そんな素人に高い報酬を払うわけないわなぁ。

認知症になったトメさん（仮名）とおつき合いをするときに、認知症からつき合うのではなく、トメさんからつき合っていく姿勢が大事で、あわせて認知症の原因となっている原因疾患の基礎情報をもっていれば、驚きや戸惑い、混乱といった状態に、支援者であるあなたがならなくて済むわな。あなたがトメさんの環境要因であることを忘れず、悪環境にならないように努力をすることが、関わりの基本とちがうかな。

**小宮**　最初から「認知症のトメさん」だと思うと、どうしても「変なことをする人」と決めつけてしまうことになりやすいからね。よく知っているトメさんが認知症になった……そんな順序で出会った場合は、トメさんを越えて認知症が前面に現れることはないように思います。Ⓐ

# Q「その人らしさ」って、何ですか？

他業種から転職して、半年前からグループホームで働いています。
まだわからないことだらけのなか、
先輩スタッフは「『その人らしさ』を大切に」と言います。
私には、その言葉の意味がわかるような、
わからないようなというのが本当のところです。
具体的にどうしたらよいのか、教えてください。

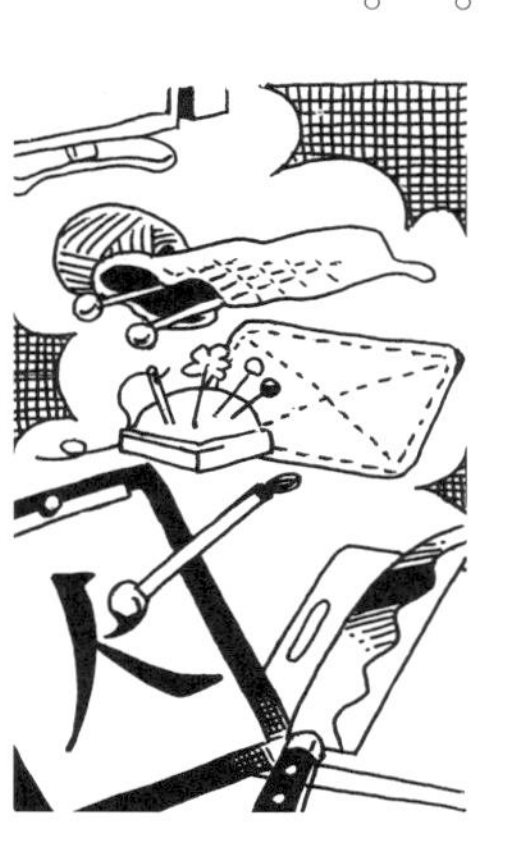

# A 「僕らしさ」を職員が決めるな！

和田行男

2004（平成16）年に「痴呆」の呼称変更について検討が始まったとき、厚生労働省の人から電話がかかってきて、僕を参考人として呼びたいと言ってもらえたが、そのとき「和田さん、すいませんが、ちゃんとした恰好をしてきてください。お偉い先生が来るものですから」と言われた。要するに、スーツにネクタイをしめて来いというわけだ。

後から冗談だったと言われたけれど、僕はそれを真に受けてスーツにネクタイ姿で検討会に行ったら、みんな驚いた顔で口々に「和田さんだってわかりませんでした」と言われた（笑）。つまり「和田はそんな恰好しない＝和田さんらしくない」ということやろ。

人である僕は、いろんな側面や可能性をもっているのに、他人がイメージする「和田さんらしさ」に押し込まれてしまったということだ。

つまり、他人に対して「○○さんらしいな」というのは、あくまでもそれを思う人が決め付けた「○○さんらしさ」でしかなく、「その人らしさ」というときの「らしさ」は他人が決めている。

僕が見せている僕の姿は、僕のほんのちょっとの姿であり、それだって変化していく。

ある面だけをとらえて「らしい」とか「らしくない」と言い放つのは、危なっかしくてしょうがない。つまり「らしい」も「らしくない」も和田さんが言っていることではなく、和田さんが決めていることでもない。誰が何と思おうが、誰が何と言おうが、すべて和田さんなのだ。

ある研究事業で「その人らしいと思える場面の写真を送ってください」と全国各地のグループホームに依頼したら、そのほとんどが「過去にこういうことをしていた人が今も同じようにしています」という内容だった。

わかりやすく言えば、大工だった人がノコギリで丸太を切っている写真、農業を営んでいた人が野菜を育てている写真といったように、**過去の姿に「らしさ」を封じ込めている**のだ。

あなたが「その人らしく」にこだわるのではなく、その人自身が「自分が自分らしく」を感じられるような支援をすることが大切で、その成果は、その人の生きる姿にこそある。

本人の口からではなくとも、家族や周りの人たちから「人として生きることができるように応援してもらっている様子が、人の生きている姿からよくわかります」と言われるようになることではないだろうか。

対談

# 「その人らしさ」より「認知症らしさ」

## 「その人らしさ」は本当にその人らしい？

**小宮**　検討会の話、和田さんは和田さんらしくない恰好をしたために、居心地も悪かったし、人から和田さんとして認知されなかったわけですね。他人が「その人らしさ」を決めるなってこと？

**和田**　そう、他人が決めることやないやろ。

**小宮**　自分が決めるのは？

**和田**　自分が「自分らしく」っていうのはＯＫ。

**小宮**　それって、アセスメントの話と同じじゃないですか。要するに、本人じゃない他人から情報を聞いて、この人はそういう人らしいと判断する。どうも、小宮さんていう人は卵が好きでピンクが好きで男が好きという……（笑）。実は全く違うんだけれど。

**和田**　そうそう。

**小宮**　他人が予断と先入観をもってその人を決めてしまうのが、嫌なんですか？

**和田**　好きとか嫌いとかじゃなく、正しくないやろ。生活歴を調べて歴のなかにあったであろう姿を「らしく」としたら、そんなもん過去の婆さんに合致しているだけのことでしかないやん。グループホームに入居してから、家事などしたことがなかった人が家事をし始めたり、人と交わることが嫌いな人が団欒（だんらん）し始めたりすることがあるんやけど、過去になかった「らしくはない姿」もその人そのもので、そこが人の可能性としてステキなんやし、その可能性にかけて、さまざまなアプローチをしていくことがこの仕事の醍醐味のはずやで。

**小宮**　たしかに**「その人らしさ」っていう言葉には、第三者が見て理解できたことだけで、ケアを提供しましょうという、何か過保護な響きがありますよ**ね。そうじゃなくて、本当は、認知症の人が「私は今日これをしたい」「明日はあれをしたい」「私は普段それをしない人間だけど、他の人がしているのを見たら羨（うらや）ましくなったからやってみたい」と思ったときに、援助者は「それをしたいんだったら、一緒にこうやってできるようにしましょう」って考えるべきよね。それなのに、「その人らしさ」の呪縛（じゅばく）にはまってしまうと、「この人はこういうことをしたい人に決まっている。だから、こういうことができる環境をお膳立てすれば後はいい」となる。お膳立てというより、それを押しつけちゃう。

**和田**　そういうことやね。「その人らしさ」って言い出した人は、本当はそんな浅はかな意味で言ったんやないと思うけど、介護の現場では変なことになっている。

**小宮**　私が思うには、その人が何をしたいのか、自分の意志で自主的にどう生きたいのかっていうのが聞こえてこないのが、「その人らしさ」っていう言葉ですね。この人が自分の意志でこう生きたいということを把握して、理解して、引き出して、援助するのが本質のはずなのに、そこまで達していないんですね。

**和田**　そう、達していない。

**小宮**　能動的とか、主体性とか、自らの意志とかに基づいて生きることを支援するに至っていない。「その人らしさ」っていうと、過去の職業だったり、単に好きだったことだったり、認知症の人のケアで最も大事にしなくてはいけないはずの、自分でこれから生きていこうとする本人をどう支えていくかというのが抜けちゃうんですね。

**和田**　そう思うで。そういう意味で僕は、安易に「その人らしい」とか「その人らしく」とかいう言葉を使いたくないし、使ったらあかんと思ってるし、自分は使わない。

**小宮**　だいたい、**お医者さんだった人に聴診器を持たせたら、何となく診察の真似をし始めて生き生きしたなんていうのは、大した話じゃないですよ**ね。

**和田**　僕もそう思うねん。そんなことといったら、かつてストリップ劇場でナンバー1の踊り子やった婆さんに「その人らしく」してもらうには、どうすんねん（笑）。

**小宮**　……。その人のやりたいことができて、自分の役割ができて、それによって他の人との人間関係ができて、ひいてはその人が良い方向に変化していくのならいいですよね。だから、昔大工だった人にノコギリを渡すのであれば、それによって他の人に棚や机を作ってあげようといった流れになるのであればいい。

**和田**　ソープランドのおねえさんやった人だったら、他人を巻き込んでちょっと実演してもらおうかなんて（笑）。

**小宮**　もうやめて！（笑）。

**和田**　すんません（ペコ）。

**小宮**　「その人らしさ」は、下手をすると、その人の好きなことやものがスーッと目の前に出てきたり、パッとお膳立てが整って出てきたりというように、受動的になりかねません。その人の好き嫌いよりも、その日やる気になってやろうとしていることを、みんなでその日その時にきっちり応じ、その人が自分から主体的に動く、それを支えるようにしなきゃいけないですよね。

**和田**　そうやな。

**小宮**　「その人らしさ」って言葉で、みんなが混乱しているのかしら。「その人らしく」すると、どうして認知症の人が穏やかになるんだろうって。本当は、認知症の人が安心したり、無気力じゃなく生き生きとする方法を考えることが根本のはずなのに、「その人らしさ」って言われた途端に、何が何だかわからなくなってしまう。

**和田**　そうやねん。「その人らしく生きられるケアを」と言われても、全然響いてこない。たとえば、**「もっと人間らしく生きる」**って言われたほうがよっぽどわかる。

**小宮**　あるいは、**「その人の生きる力を引き出す」**とか**「やりたいことを支える」**とか。

**和田**　そのほうがいい。

**小宮**　「和田さんは和田さんらしく、いつも毒づいていなさい」って言われても困りますもんね。たまには、人に好かれるようなことも言ってみたいだろうし（笑）。

**和田**　「僕はずっと嫌われていればいいのかいな」ってことかな。僕もたまには好かれたいけど、好かれてたら「和田さんらしくないわね」なんて言われるんやろか（笑）。

**小宮**　特にお年寄りには、察したり、相手を慮（おもんぱか）ったりする態度が備わっていますよね。たとえば、弱々しく振る舞ったりして、相手が求めているのにふさわしい態度を示すといったことが備わっています。

**和田**　あるある。医者の前では調子悪そうにしていなきゃあかんみたいな。

**小宮**　お年寄りの生き方って、もっとダイナミックに変わっていくはずなのに、「その人らしく」っていうと、すごく固定的なものにとらえられちゃう。

**和田**　そう、ひとは変化する生き物やからな。

**小宮**　その人が日に日に変化するのをすくい取っていくケアのほうが、ずっと望ましいような気がします。

**和田**　それこそが人間やんな。婆さんの場合、その変化は加齢によるものもあるし、認知症の進行によることもあり得る。だけどそれだけじゃなくて、新しく身につけることもあるし、新しい人間関係を育んだり、新たな自己表現をする。それって、本当にステキなこと。

とにかく、**可能性を断ち切らず広げる方向で支援する**こと。それができる専門職でありたいし、「現状を固定化していた時代」（そのまま）から「過去を取り戻す時代」（らしい）へ移ってきたんやけど、「未来にかける時代」（らしくないが表れる）へと発展させんとあかん。

家族から「こんなこともできるんですか」「今までの親にみられなかったことです」といった言葉が聞かれるような仕事ができてこそ専門職や。

### 「認知症らしさ」を探せ！

**小宮**　考えていくと、「その人らしさ」なんてことより、認知障害論的な見方をして、記憶障害や見当識障害によって、その人は何ができないのか、あるいは何ができるのかを客観的に把握し、そのできないところを支援したらいいっていう話にならないかしら。

**和田**　そうなんよ。「その人らしさ」なんて関係ない。冷たい言い方をするけど、本当に意味がない。

**小宮**　結果として、その人らしくなるかもしれないけど。

**和田**　そのとおりやわ。**「その人らしさ」を探すよりも、まず目に見える範囲の婆さんの情報を細かく見ていくことのほうが大事**やっていうことは確か。たぶん、小宮さんのほうが、介護の専門職の人たちよりもよっぽど婆さんを見てるかもしれん。

**小宮**　だって、観察しないと撮影できないじゃないですか。認知症の人の番組をつくるときは、その人が認知症だってわかるように撮らなくてはならないから、「認知症らしさ」っていうものはいったいどこにあるんだろうと必死に見ている。そんなのなかなか出てこないけど、よく見ていると、ジャガイモの皮をむいてて、身が出てきたのにまだむいてたり、洗ったお皿をすすぐ水の桶に入れたのに、また洗剤の入っているほうの桶に戻しちゃったりとか、これが「認知症らしさ」の一面だななんていうのがわかってくる。

そうやってずっと見続けていると、これができてこれができないなんてことがよくわかる。番組の視聴者がこの場面を見たら、この人を認知症だと思うだろうかと考えながら、また見る。私は「認知症らしさ」を見つけることに集中していたんですね。

**和田**　僕がいたグループホームで、テレビ朝日系「ニュースステーション」の番組取材が入ったんやけど、僕はわざと、答えられないことがわかっているのに「何を買いますか」なんて聞いて、「とんちんかんな婆さんの姿」を視聴者にわかるようにしていた。普段はそんなひどいことはしないけど、そうしないと視聴者は、目にすることだけを以って「認知症のない高齢者」だと思ってしまう。

**小宮**　それ、私も真剣に悩んだことの一つですよ。見た目は普通の人だし、一つひとつのことは全部できている。要するに、時間の経過とともにその人を見せないと、おかしく見えないわけです。だから、ごめんなさいと思いながら、86歳のおばあさんが、「私、42歳です」なんて言っている場面を挿入したりするんだけど……。意外と「これが認知症です」っていう場面はないんですよ。

**和田**　その頃の僕はグループホームの入居者のことをよく知っていたので、この時間だと興奮されるとか、こんな言葉をかけたら混乱するというようなことがわかっていた。だから自分のグループホームに入居している婆さんなら「認知症らしさ」を撮るのも簡単なことで、それに偶然遭遇して撮るのではなく、遭遇を予測して撮る自信もあった。

**小宮**　私も、この人にとってどこでどんなふうに混乱が起きるのかというのを、一生懸命観察して自分で予想して考えざるを得なかった。性格悪いなと嫌になったけれど。

**和田** 僕も小宮さんも、行き着くとこは同じということか、おもろないなぁ。

**小宮** 結論は、「**その人らしさ**」**を見ないで**「**認知症らしさ**」**を見る**。その人の「認知症らしさ」を十分に観察して、ここができない、これがわかっていないといったことを選り分けていって、その部分をきちんと補うように支援すればいい。

**和田** もう一つ。「らしくないを大切にして可能性にかける**!**」やね。🅐

# Q 「落ち着く」を目標にする？

先日、ある事例発表会で「入居当初は落ち着きがなかったのが、落ち着いてきました」という話を聞きました。目指すところは、認知症の人がゆっくり、ゆったり、落ち着く姿でしょうか？

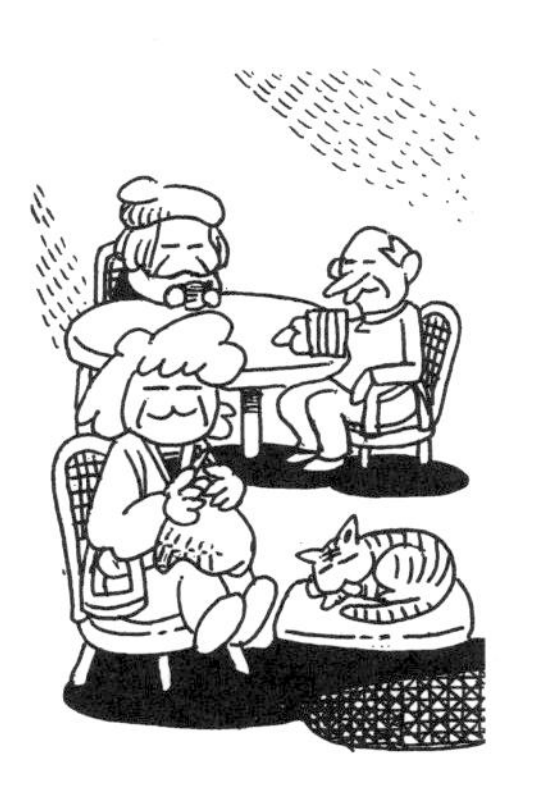

## A 必死に折り合っているだけ

和田行男

### 目を開けたら、異国の地……!

僕は「落ち着く」という言葉にものすごく違和感があるし、嫌悪感さえ覚える。研修会で「認知症という状態にあって、自分の理解や納得がないままに、見たこともない（見覚えのない）所に連れて行かれ、見たこともない人たちに囲まれる。そのときの婆さんの心模様をイメージできますか」と投げかけるが、こうしたことをイメージできない人たちが、「落ち着きがない」「落ち着いた」などという言葉を平気で使うのではないだろうか。

批判する人がいるのを覚悟のうえで言わせてもらうと、婆さんの心模様を「拉致被害者」にたとえて想像してほしい。それによって、婆さんの身に起こったことの重大さや深刻さに近づけるはずだ。

ある日突然、目や耳や口を塞がれ、連れ去られ、不安と混乱のなかで時間だけが過ぎていく。ようやく拘束(こうそく)から解放され、おそるおそる目を開けてみたら、見たこともない景色、見たこともない人、聞いたこともない言葉、嗅(か)いだこともない匂い。これが、拉致被害者たちが遭遇(そうぐう)した出来事ではないだろうか。もしもあなたがその被害者だったらどうするだろうか。いや、どうしたいかなんて余裕はなく、どうなるかだろう。

わめき散らす、暴れまくる、泣きじゃくる、声も出ないほどの恐怖におののき、人目をはばかることもなく小便を垂れ流す、身体中を震(ふる)わせ泡を吹いて気を失う…。誰もがどんな状態になってもまったくおかしくはない。

そんな自分を想像できるだろうか。そしてそんなとき、あなたは平常心でいられるだろうか。

## 婆さんと拉致被害者の心境

婆さんだって同じではないだろうか。

婆さんにとって、施設への入居や通所など自宅から離される事態は、見たこともない（何度か見ていたとしても）景色・場所・人、聞いたこともない（何度か聞いたことがあったとしても）声・音に囲まれるということである。

さらに、認知症によって情報処理能力が低下した状態にあっては、何がどうなっているのか見当さえつけられない。しかも、自分の意思に基づいているという覚えがないのだ。そんな状況下では、混乱したとしても何らおかしくはなく、それが普通ではないだろうか。

その〝普通の状態〟をつかまえて、「入居当初は落ち着きもなく、混乱していて…」などというのは、拉致被害者に「拉致直後は落ち着きがなく、混乱していて」と言っているのと同じことになりはしないか。

拉致被害者は、望むことのなかった状況下に置かれてなお「生きていくため」にさまざまなことを受け止め、自分なりに折り合いをつけてきたことだろう。

人は、自分を取り巻く情報を分析し、さまざまに判断をしながら、折り合いをつけて生きていく力を備えていると思うが、折り合いをつけるしかないなかで、「必死に生きる」ということ＝「落ち着いた生活を送っている」ということではないはずだ。

拉致被害者の人に「連れ去られた当初は混乱されたでしょうが、やがて結婚して子どもさんを産むなど家族をもち、落ち着いた生活を送られていたんですね」なんて誰が言えるだろうか。

## 必死に折り合っているだけ

婆さんだって、慣れ親しんだ自分の家から施設に連れてこられて、何のことかさっぱりわからないけれど、生きるために折り合っているだけのこと。そう考えるほうが自然である。

望みもしない生活を強いられて、必死に折り合いをつけているうちに、やがてそれを本当に受け入れて、「これでよかった」「ここにいてよかった」と思うかもしれない。だとしても、支援者である僕らは、常に「折り合ってくれているにすぎない」と肝に銘ずることが大事なのだ。

そうでないと「認知症になって自宅で生活できなくなったら、施設に放り込めばいい。混乱するのは最初だけで、時間が経てば落ち着くから」となってしまい、「落ち着き」という言葉に騙（だま）されて大事なことを見誤ってしまうことだろう。

まずは「**婆さんが混乱するのは当たり前**」と受け止め、次に「**混乱はなくなったけれど、不本意な生活を強いられていることに変わりはない**」ととらえ、そのうえで、本当のことはわからないが、「**ここは折り合ってもよい場と感じてもらえているのかもしれない**」と自分たちで思え、家族等からも言ってもらえるような支援をしていくことである。

僕の所属する法人のグループホームで、僕らと家族と医療関係者とが一緒になって口裏を合わせて、騙すようにして婆さんをグループホームに放り込んだことがあった。しかし、当たり前のことだが「ここはどこ」「なんでこんなところに私はいるの」「帰してよ」など、自分の意思とかけ離れた不本意さを、言葉や行動で表していた。

入居後徐々にその言動がなくなり、折り合いをつけてきてくれていたようなのだが、費用負担が大きいこともあり自宅生活への復帰を目指すため、入居8か月後のお正月に、自宅での外泊を試みることになった。

ところが自宅に戻ってしばらくすると「あっちのほうが楽しいから帰る」と言い出し、グループホームにその日のうちに戻ってきてしまったのだ。

入り口はどうあれ「心から望む場と実感してもらえる」ように支援していくことが専門職に求められていることであり、それさえも「本当の気持ちかどうかわからない」ととらえて、果てなく追求していくことにプロの支援者としての社会的価値があるのではないだろうか。

「落ち着かない」という言葉の向こう側に見え隠れするのは「支援者側にとって都合の悪い状態」であり、「落ち着く」とは「支援者にとって都合のよい状態」になってやしないだろうか。介護現場にまかり通る「**落ち着く**」**という表現は魔物**である。

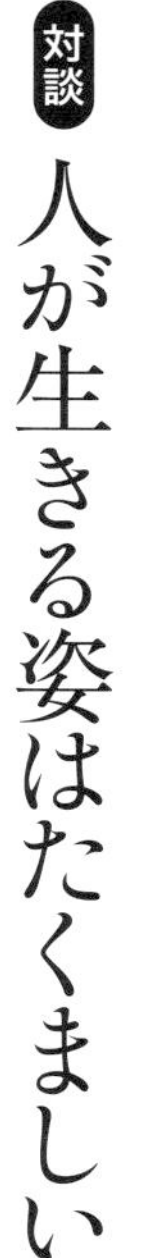

# 対談　人が生きる姿はたくましい

## 「あきらめた」と「落ち着いた」は違う

**小宮**　本人が「あきらめた」のを職員が「落ち着いた」といっているとしたら、すごく不幸なことですね。

帰宅願望なんていうけれど、入所したことを忘れてしまった場合、あわてて家に帰ろうとするのは当たり前。それを何の工夫もせず「帰宅願望」→「問題行動・異常行動」などと考えてしまう職員のほうがどうかしていると思います。

いろいろな工夫ができると思うんですよね。たとえば、初めてホームに来た日に、家族と一緒に写真を撮って「おじいちゃん、目が覚めたら知らないところでびっくりしたと思うけど、お昼に来るから、安心していてくださいね。英美より」と大きな字で手紙を書いてもらうことでどれだけ安心するか。そういうこともしないで、「帰宅欲求」といって、閉じ込めたり、ひどいところでは薬を飲ませたり……。職員の都合に合わないことを「問題行動」と呼んでいるだけです。

ある警備会社では、位置情報サービスで認知症の人を迎えに行くとき、安心してもらう方法として、本人の名前を言うようにしているそうです。いきなり話しかけて車に乗せようとすれば「誘拐」ですけど、「和田行男さん。千恵さん（奥さん）から頼まれて、名古屋市のお宅までお送りいたします。だから一緒に行きましょう」と言えば、納得してくれます。警備会社でもそうした工夫をしているのに、介護の専門職が何の工夫もせずに「帰宅願望」だなんて、ケア職のほうが、認知症の人を人間として見ていないんですよ。

**和田**　まったくおっしゃるとおりで（平謝り）。僕の場合は「千恵さん」って聞いただけで「そうかぁ」って納得するやろうけどな（笑）。

いろんな行動や行為を、丸ごとではなく分解して考察するとわかりやすくなる。そもそも人はなぜ家から出るのか・なぜ家に帰るのかを考察すると、家から出るのは「出ることに意味や目的があるから」で、家に帰るのは「家の外にいることに意味や目的がない」か「家に帰ることに意味や目的がある」から。

だとしたら「家に帰りたい」と言う婆さんに対して僕らができることは「家に帰れるように支援する」か「家に帰ることよりも重たい意味や目的を、そこで実感してもらえるように支援する」ことしかない。

つまり「家に帰りたい」と言う婆さんは、特別に何かが起こっているわけではなく普通の人の状態で、ここにいてもしょうがないから家に帰ると思わせるような支援しかできていない、専門職に専門性が欠けている異常な状態だということがわかる。ちゃんと仕事せんとなぁ。

**小宮**　これとは別に、環境を整えるということも大切だと思います。自分の好きなものがいっぱい置いてあるところには、やっぱりいたいと思うじゃないですか。それから、ここにいる意味や役割があると実感してもらうことも大きいと思う。ここにいていいんだと思える空間づくりや人間関係づくり、そういう総合力で折り合いをつけてもらうというか、ここでも「まあ、いいか」と思ってもらえる工夫をどれだけできるかということが大きいと思うんですよね。

**和田**　環境はとても重要で、その環境の一因に自分たち職員も含まれていることを自覚することやな。

**自分そのものも、自分が繰り出す支援策も婆さんにとっては「環境」**であり、だからこそ、婆さんに適応する環境因子になるための尽力が必要やし、支援策に磨きをかけんと不適応になる。不適応ということは、商品として欠陥ということで、誰も欠陥商品なんか買わへん。僕らも婆さんにとっては商品やから、商品力を磨いて買ってもらえるようにせんとなぁ。

## 「ゆっくり、ゆったり」は職員側の姿勢・心構え

**小宮** ところで、介護職の事例発表を聞いていると、「ゆっくり、ゆったり」っていう表現がよく出てきますよね。

**和田** 認知症やから「穏やかにゆっくり、ゆったり」って言われると、あくせく一生懸命働いたり動いたりしている婆さんの姿が間違ってるかのように思われるけど、忙しそうにゆっくりでも動いている婆さんの姿はステキやで。

どこに行っても、**穏やかにぼんやりしているばかりが人の生きる姿やないで**って言いまくってるわ。

**小宮** わかります。和田さんなんて、さんざん挑発したり、時には相手を怒らせたりまでして、お年寄りを動かしたり、お年寄りが自主的に動き出すのを促したりすることを手法にしているから。

**和田** 怒らせたりなんて言うと、誤解を受けるやん。「怒らせる」と「怒りを覚えていてもらうように支援する」は違うんやで。婆さんにとって大事にしているもの（こと）があったとして、それがないがしろにされていますよという情報を出すのは「怒りを覚えていてもらう支援」やろ。

**小宮**　またぁ（笑）。でも確かに、健常人を見ていても怒ることが好きな人もいるよね。

**和田**　入居してきたときに自分の足で歩ける人が、2年、3年、4年後も自立歩行できるようにするにはどうしたらいいか。それを専門職の端くれとしてやってきた。僕の前にいるうちは「できることは死ぬまででき続けられるようにする」ことを追求してきたんやけど、その理由は簡単明瞭で、それが皆さんの元々の願いやから。

「80歳になったら歩くことをやめたい人いますか」「85歳になったら自分でケツをふくのは飽きたから、和田さんにしてもらいたい人いますか」「90歳になったら自分の手で道具を使いこなして飯を食うのをやめようと思っている人いますか」って聞いてきたけど、誰ひとりとしていなかったわ。グループホームでも、入居直後の婆さん達に同じことを聞いたけど、怒られたからな。怒るほうが普通やろ。

よくいわれる「ゆっくり、ゆったり」の背後には、その本質的な「人の願い」に応えようとする専門職の専門性が見えへん。

ゆっくり・ゆったり・穏やかな生活とかいう言葉は、何となく福祉っぽい優しい仕事をやってるように聞こえるけど、婆さんたちのもっている能力を引き出すのではなく閉じ込め、能力があるのに使う機会を奪い、専門職といわれる連中が廃用をつくりだしていることが気になる。高齢者の活動性が下がっていくのは普通のことだと思われているから、それが専門職としての先見性のなさによるものとは思われにくい。それに甘んじているところが危険やし、その場その時の事情には合っていたとしても、そもそもの「人の願い」を考えない・応えない専門職になってしまうやん。

**小宮**　グループホームに何か月間か取材に入ったときに思ったんですけど、ゆっくりとした動きのお年寄りたちに自分が合わせたら、自然の美しさとか、これまで自分が忙しくしてて見えなかったものが見えてきたりしたんです。すごくヒーリングだったんですよ。だから、お年寄りと一緒にいることは負担じゃなかったの。それ以来、お年寄りといるのがすごい好きになったんですよ。

とにかく、そのお年寄りが自分のペースを保ち、それを介護職がせかさずに、できるまで待つことがいいわけですよね。本人が自分でやろうとしているのに、待ちきれずにすぐ手を出しちゃう介護職って多いじゃないですか。それでお年寄りが転んだり、自信を失ったり……。だから、「ゆっくり、ゆったり」が、その人が自分でできることを十分に見守ってますっていう意味だったらいいと思います。

## 待つ・見極める・手だてを講じる

**和田**　そういう意味での「ゆっくり」っていうのは当然のことで、小宮さんが言うように、その人が自分の動きをつくるのをじっくりと介護職が待つ。それはものすごい大事なことや。

ある高級な飲み屋（僕にとっては）で「でっかいガラスの壁に水を流すオブジェ」があったんや。それをじっと見ていて「婆さんの支援と同じや」と思ったんやけど、自分の目を動かさないで流れる水を見ていると「水の粒」は見えない。でも、水の流れる速度に合わせて目を動かすと「水の粒」の一つひとつが見える。雪の結晶と同じやな。

写真でも、新幹線やレーシングカーなど、高速で動いているものがピシッと止まって写っている写真があるけど、あれは「流し撮り」っていう手法で、動いているものと同じ速さでカメラを動かして、ある点でシャッターを切ると、高速に高速が合って止まって写る。そのかわり背景は流れてるけどな。

婆さんの支援も同じことで、自分の目をじっとさせていると、婆さんは流れてしまってきちんと見えないけど、**婆さんの動きに合わせて婆さんを見ると、婆さんのことが止まって見えるからよく見える**ということや。そうすると、おのずと僕の動きは婆さんの動きと同調する。ゆっくりの人にはゆっくり、激しい人には激しく。そこがポイントや。

介護職の姿勢・構えとして「ゆっくり・ゆったり」ならまだいいんやけど、その「ゆっくり・ゆったり」は婆さんの側の動きを指してるやんか。「落ち着く」という表現も、婆さん自身が「ここは落ち着くわ」って言うのはＯＫやけど、職員が「落ち着いている婆さん」と言うのはおかしいやろっていうことやな。

僕がいたグループホームでも、ヨシコさんは、よく噛み・よく咀嚼してご飯を食べるから、ものすごくゆっくり。マサコさんやキミさんは早食いで、サッサと食べ・サッサと片づけシャカシャカ動き、他の婆さんにまで「あなた、早く食べなさいよ！」とおせっかいなことを言うんやけど、僕らはその場で直接ヨシコさんをせかすこともしなければ、マサコさんたちの動きを止めることもしない。もっと違う支援策をもって両者ＯＫの状況（環境）をつくりだしてたわ。

生きる姿っていうのは、慌ただしく動く人の姿もあれば、ゆっくりした動作の人の姿もあるやろ。それこそ、その人の動きに応じて支援側も動けばいいことで、まずは**待つ**（**情報収集**）・**見極める**（**情報解析・策を立てる**）・**手だてを講じる**（**支援策を実行する**）ことが大事やな。

**小宮**　せかさずにね。

**和田**　ただ、相手の力を出させるときにはせかすっていう方法もあるんやけどね。「ほらっ！ほらっ！」なんて言って。

**小宮**　和田式？

**和田**　また誤解受けるやんか。そういえば、デイサービス利用者のことを思い出したわ。

驚くほど動きの遅い男性で、動物にたとえて申し訳ないけど、ホンマに「なまけもの」のような動きやった人。

アパートの2階に住んでたんやけど、お迎えに行くと、お母ちゃん（奥さん）が「先生たち（デイサービスの職員）が迎えにきているんだから、早くしなさい！」って怒るんやけど、いっこうに慌てる風もなく、それがこの人の動きで、そうしかできないと誰もが思い込んでいたんやわ。

ところが、あるときお母ちゃんが「和田さん、聞いてよ」ってすごい剣幕。でもどこか笑い顔・あきれ顔で話してくれたんやけど、自宅裏のアパートが火事になり大変な騒動になったとき、そのお父ちゃん、こともあろうにお母ちゃんほっといて、自分だけ靴はいて階段を駆け下り、さっさと逃げ出したんやて（笑）。僕もこの人には「人は見かけによらず」を教えてもらったわ。

**小宮**　みんな潜在力がいっぱいあるのに、出しきってないのかもしれませんね。

**和田**　出さなくていいところでは出さへんのやて。でも、火事になったらそうはいかん。自分の命は守らなあかんからな（笑）。人間の力っていうのは、ほんますごいわ。見極める力もやで。

婆さんと長年つき合いをさせてもらって思うのは、どの専門職の前にいくかで生きる姿がまったく違うんやけど、それは「婆さん側に問題がある」からではなくて「支援者側の問題や」ということやね。

ものすごく責任を感じるし、ものすごく重たい。それに潰されそうになる仲間もいっぱいいる。

かつてきんさん・ぎんさんに日本中の人が心奪われたのは、100歳になってなお自分の力で歩き、自分のことは自分でするし、社会生活を送っていたからやと思うで。

僕は生きることを応援する専門職として、婆さんの生きる姿を、少しでも「日本の社会で生きる人の一般的な姿」から遠ざけないようにしたいし、こっちの事情にあった落ち着きのある婆さんを目指すんやなく、婆さんの事情をよく理解して、婆さんが自己実現（自分を表現）できるように応援していきたいと思ってる。

ただ、介護とか福祉とかサービスとかお上とか高齢者への尊びなどといった言葉と、高齢者の生活に対する国民のイメージは、「ゆっくり・穏やかに・してさしあげる・保護する」といった風であることも現実やと思うし、これは国民的な課題でもあると思うわ。まぁ、ゆっくり穏やかにやるわ（笑）。Ⓐ

# Q ユマニチュードとは、普段のケアと何が違うのでしょうか？

グループホームで働く介護職です。
最近、ユマニチュードという〝魔法のケア〟といわれているものをよく耳にします。
私たちが普段行っているケアと変わらないと思うのですが……。

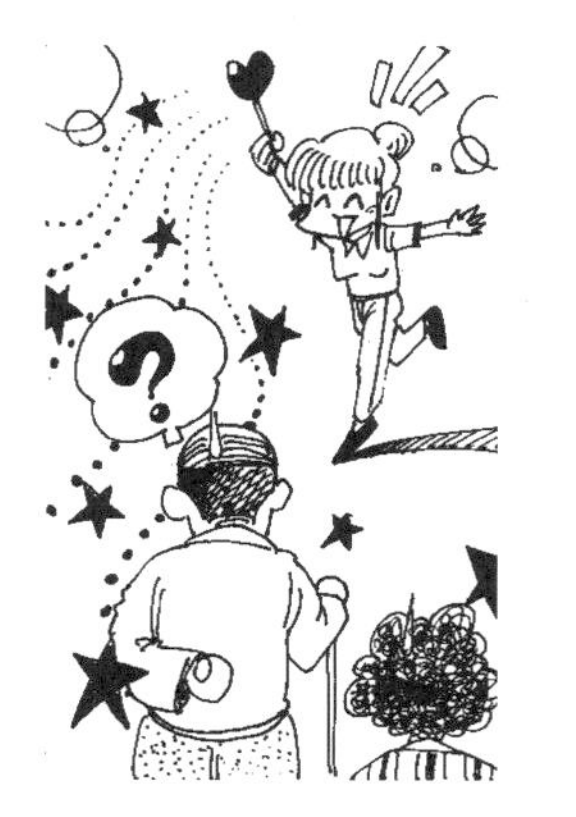

# A 「認知症になった人は人に非ず」ととらえている人には魔法に映る

和田行男

普段私たちが他人と関わりをもつときに意識しているかどうかは別にして、当たり前のようにしていることがある。

誰もが、関係性を築く（築きたい）関わりでは、攻撃的な表情ではなく緩やかな表情でもって「相手の目のほうを向いてあいさつすること」からはじめるのではないだろうか。

相手の目のほうを向くこともなく、言葉を交わすこともない他人とは友達になりたくてもなれないし、もっと突っ込めば、他人から見つめられることもなく、語られることもなく、触れられることもない赤ん坊は「ひと」には至れないのではないだろうか。

人には「写し鏡」があって「笑顔には笑顔」となるようだが、僕らは知らず知らずのうちに関わりをもちたい人には笑顔で接しているのだろう。いや、営業マンや水商売の人なんかはそれを職業的に意識して行っているかもしれないが、「つくり笑い」は好まれず、「嫌気」をもたれかねないし、見抜かれてしまうものだ。

そうやって「人の社会を生きるひと」を考察していくと、ユマニチュードで言われている「見つめる」「語る」「触れる」というのは、人と人との関係性において極めて重要な行動要素を言っているに過ぎず、質問者のように「魔法」ではなく「普段行っていること」と思ってしまうのは無理からぬことである。合わせて「立つ」も人の基本である。

ではなぜ、これが「魔法のケア」になってしまうのか。

人が他人と関わりをもつうえで意識することなく行っているとても大切な行動要素も、相手のことを人と思っていないとしたら……。

奴隷社会においてはどうだったのだろう、アウシュビッツではどうだったのだろう、人を人とも思わない人たちは、人の関係性においてとても大切な行動要素を逆手にとって、人とは思っていない〝目や顔つき〟で、〝口調や言葉〟で、「触れる」を通り越した〝暴力〟で接していたのではないだろうか。そんな人間に関わられた人が人として普通の心模様でいられるだろうか、行動をとろうとするだろうか……。

きっとユマニチュードを開発した人は、医療現場でも同じような光景に触れ、そのことに疑問を感じ、何とかしなければという一心で、人にとってとても大切な行動要素をまとめ、それを普及することに力を注いだのだろう。

その結果、人として関わられた人が、それまでとはうって変わって人としての心模様を取り戻し、よい関係性のうえで行動をとるようになり、周りが勝手にその変化に驚き「これは魔法だ！」ということで騒いでいるのだろうが、それは魔法なんかではなく理にかなっているということではないか。「立つ」も同様で、座りっぱなし寝かせっぱなしにして、生きるために欠かせないことの何もかもを取り上げ、「してあげて金をとる対象」にしてボーっとさせているとしたら、人の姿を失うのも当然だろう。

要するにユマニチュードは「ケア手法」ではなく「人として意識してはいないが当たり前のようにしていることのまとめ（体系化）」であり、認知症という状態になった人を人とも思わない言動しかできない医療者や介護者にとっては「魔法」と映り、認知症になっても人であることに変わりはなく、人として大切な行動要素をもって関わる人には「疑問」になるということだ。

僕は、ユマニチュードをケア手法として使うのではなく、人を相手にする職業人として「戒め」に使うべきだと考えており、これを手法にして事がうまくいくと、自分自身の根底にある「認知症という状態にある人はもはや人に非ずととらえている自分の思想」に気づけないまま、「関わりの上手な職業人」になってしまいかねず、それでは「認知症の状態にない人＝認知症の状態にある人」という社会には至れず、「人とは一線を画した別の人種とのつき合い方マニュアル」になってしまうことを懸念している。

**対談**

# 当たり前のことをすれば当たり前の姿になる

## 体系化された技法

**小宮**　ユマニチュードに関して、私がショックに思ったのは、日本のなかで医療の世界と福祉の世界ってすぐ隣にあるはずなのに、これほどコミュニケーションがとれていないのかなと。別に遠いフランスに行かなくても、日本のいい介護現場をちょっと見学すれば、ユマニチュード以上のことをやっている所はいくらでもあるはず。

例えばユマニチュードでは「1日に20分は立つように」と言っているけど、和田さんの事業所の利用者さんは1日何分立っている？　普通は、昼間は立ったり座ったり、行ける人は買い物に行ったりを当たり前にやっているじゃないですか。その時に、20分でいいから立つようにっていう話は、病院で行われているケアが、やっぱりまだまだ水準以下のものなので、病院の人たちが、自分の国のものは見ないで、フランスで提唱されているものに感動して導入するって、非常に不思議な現象だなと思いました。というか、病院で長期入院して暮らしているというのも、日本特有の異常なことなんだけれども。

和田さんは頭にこなかった？

**和田**　僕はね、ＮＨＫスペシャルの番組に出させてもらった収録の時にユマニチュードを初めて知ったんやけど、それから悶々とした時間が流れたわ。もう今はすっきりしたけどな。結局、認知症の人とはこういうふうにつき合いましょうっていうつき合い方みたいなものを体系化して、その体系化されたつき合い方を誰に対しても鋳型のように当てはめるってことやろ。

**小宮**　まずそれがおかしいよね。和田さんも小宮さんも鈴木さんも佐藤さんも誰であっても、認知症になったとたんに名前と個性が無視されて、「認知症の人はこういう人」って決めつけるのは、20年以上前の日本の介護現場って感じじゃない？

**和田**　僕らって人とのつき合い方みたいなものを、子どもの頃から誰かに教わったわけではなくて、いろんなことを子どもながらに感じ、あるいは「あいさつするんだよ」って大人から言われて、「おはようございます」「こんにちわ」って言ってきたやん。それを僕らは普通に身につけているやんか。

他にも、子どもに接するときは子どもに合わせる、目上の人に対してだったら目上の人に合わせてだとか、上司だったら上司に合わせてとか。体系的に学んだわけやない。

**小宮**　和田さんの場合だったら、相手が私だとちょっと粗雑に応対しても許してもらえるだろう、美味しいご飯さえ食べさせれば、何とかなるだろうとか。

**和田**　そうそう（笑）。小宮英美ならこれでいいやみたいな。そうやって人に合わせて、あるいはその時々に合わせてっていうのを、僕らは自分の能力としてやっているじゃないですか。

**小宮**　それを技法っていうのはおかしいよね。当たり前のことだよね。

**和田**　要するに「小宮英美とのつき合い方技法」やろ、簡単に言えば。

**小宮**　「小宮英美とのつき合い方」ならまだいいんだけども、認知症の人にはみんなこの技法で接するっていうのが、認知症の人を非常に差別してる感じがするのよね。

**和田**　さっきの続きになるけど、何で悶々としたかっていうと、こんなことまで技法にして「関わっていく術」を身につけないと、人が人に対して当たり前のように大事にしていることも、認知症の人に対してはしない・できない、人としてつき合わないんだなって。

ユマニチュードの講義を受けて、病院で働く看護師さんが感動したり、介護職の人たちも、「やっぱり人として関わることって大事ですよね」っていうコメントを出してたりするのを見て聞いて、「これで、いいのかいな」って悶々としたんや。

## 認知症になったら人じゃない⁉

**小宮**　ユマニチュードは看護師さんたちが中心になってやってるんだけど、看護師さんたちが介護の人たちに、「あなたたちもこうしなさい」と言っているような雰囲気もあって、ひょっとして教わらなきゃいけないのは逆じゃないのって思うところもあります。

**和田**　僕らは「**認知症になっても人なんだから、人として大事にせなあかんことは基本**だよな」と、それを前提に支援を考えて実行してるんやけど、医療現場では、認知症っていう状態になった人はもう人じゃなくて、やっぱり患者だから、「患者とのつき合い方」ぐらいの話になってるような気がする。

**小宮**　だから特別な人に対して、こういうふうに接しましょうみたいな。それも、認知症になった途端みんな同じ接し方というのがすごい不思議。

　普通の人が人とつき合う時に、和田さんと私がつき合うのでも、誰か別の人とつき合うのでも、親しい人なら親しい人なりに、礼儀は保とうとか、ふざけてもいいよねとか、そうじゃない人にはやっぱり丁寧にあいさつしたり、相手が不愉快にならないようにきちんとしたり、そういうことは変わらないと思う。

**和田**　それが、「人として」やと思うねん。そう考えて考察すると、そうじゃない現実が医療や介護の現場にある。あるから何とかせなあかん。だから「自分たちの人となり」を修正して、認知症の人に人として関われる自分たちになろうってほうに向かうのではなく、どうしても相手のことを人とは思うことができない自分だから技法でカバーしましょうってことやろ。

**小宮**　例えば病院では、認知症の人と話をするのに、目も見ずに、上から「はーい薬飲んでおいてくださーい」とか、「はーいここは歩いちゃいけないんで、ここらへん出回らないでください」とか、そういうふうに接してきたからじゃないでしょうか。認知症だったら薬を飲むことを覚えておくことができない病気、認知障害なんだから、一緒に座って薬を出して本人が飲めるようにしてあげなければいけないのに、ただ指示して放っていたのかしら。

**和田**　そういうことやんな。介護現場でもいくらでもある。そういうふうにやっていると、受け手の側、つまり本人たちから言えば、人として無下に扱われてるわけやから心を閉じるのも当たり前、「なんでこいつらの言うこと聞かなあかんねん」と反抗するのも当たり前って話を、「異常行動者小宮英美・困った人」扱いして「困った人に対する技法」が欲しいってことやろ。おかしな話や。

**小宮**　それは、介護と医療では専門性が違うのにも関わらず、医療の人は自分たちのほうが介護の人たちよりも進んでるって思うのが好きで、おまけに、カタカナのユマニチュードとかっこいい名前になっていると、なんか偉いものみたいに思っちゃって。自分たちが介護の基礎的な理解に欠けていたためにそれを学び直してるのにも関わらず、自分たちすごい発見をしちゃった、介護の奴らにも教えてやらなけりゃならないっていう、勘違いの結果じゃないですかね。

**和田**　僕はちょっと小宮さんとは違うように見てるんやけど、結局みんなあの「普通の姿」が嬉しいんだろうなって思うねん。

ＮＨＫで放送されたユマニチュードの番組も見せてもらったけど、本人が心開いて介護者に応える姿や立って歩く姿にみんな素直に感動してるもんな。その素直に感動してるところに共感があって、なんか自分の目の前の人もああだったらいいよなって思った人たちは、よく分かんないけどユマニチュードっていうのを習ったらああなれるんじゃないかみたいな、そんな感じじゃないの。

看護や介護に携わる人たちって、やっぱりああいう「普通の人の顔」を見たいんだなって、別の意味でホッとしたわ。

**小宮**　ユマニチュードによって、やりようによっては、こうなるんだよっていうことの手応えを感じたってことを言いたい人たちがいっぱいいるんじゃないかと思います。

でも実際は、病院のすぐ隣にあるグループホームでいくらでも起こっていることだけど、そんなところに行ったこともないし、要するに認知症患者っていう人が家事をするとか、料理つくったり、洗濯物片付けたりとか、そういうことをするって考えたこともないから、びっくりしたのかもしれませんね。

**和田**　だから病院で入院していた人がグループホームに入居して、生きる姿が激変したりするもんね。病院の中では車いす生活で飯が配膳されるのをテーブルの前に座ってじっと待つだけだった人が、自分からおかわりを取りに歩いて行く姿が見られるようになるみたいなことっていうのは、あちこちで普通に起こってるわけやから。

病院だけでなく介護事業所でも、歩けるのに歩かせてくれないし、自分でできることさえさせてもらえないもんね。そりゃ人として、愚れても壊れてもおかしくないわな。

## 当たり前のことをしたら当たり前の姿になる

**小宮**　もう一つユマニチュードがくせものだと思うのは、高齢者が変わるのは「全部私たちがはたらきかけた結果なんです」みたいなことをものすごく強調すること。高齢者がもっている可能性にあまりに無関心に見えるんです。昔つくった番組で、高齢者に何がしたいか今の希望を聞いたら、「自分の家の庭の雑草を取りたい」って言った人がいました。そういう人だったら、ユマニチュードで言っている正面に来てにっこり笑ってもらうとか、肩に触れてもらうとか、そんなことしなくても、その人が切実に願っていること、例えば自分の庭の雑草を取れたら、それだけで変わるかもしれない。そういうことに思いを至らすのが、大切だと思うんですよ。無力な、自分では何もできない高齢者を、専門性がある人間が何かしてあげることで助けるという、上から目線ではなく、社会のなかで、あるいは今までの生活習慣を取り戻すこと、あるいはごく自然な人間関係のなかで人が立ち直れるということ。それから住まいのあり方、1日何をするか考えること、**その人の主体性とかそういうことのなかで、立ち直ったり、認知症の人が変わっていく**んだと思います。

**和田**　風を受けたり、日差し浴びたりとかね、すごい大事やと思うで。

**小宮**　それもあるし、認知症の人がどこかのコンクリートの箱の中で、全然知りもしない他人に、にこにこしてもらったから立ち直るみたいなのにごまかされないでほしいよね。そんな失礼なものじゃないよね。

**和田**　僕も、ほんと失礼やと思う。

**小宮**　そりゃあ、一生懸命ほほえみかけている看護師さんがかわいそうだと思うから、にこにこしたりすることはあっても、ほんとにその人が笑顔を取り戻す時って、知らない人ににこにこされたからじゃなくて、自分がやりたいことをやったとか、会いたい人に会ったとか、そういう時ににこにこするもので、そうしたこととは関係なく、赤の他人がほほえみかければにこにこする、というのはすごく下に見てる気がするんだよね、高齢者を。

**和田**　ユマニチュードが教えてくれていることって、人として当たり前に関わっていったら当たり前の姿を見せてくれたっていう話じゃないですか。

それを「魔法のケア」「最先端の介護」なんて言われるから悶々とするわけで、「自分は、今まで当たり前のことができなかったし、認知症の人に対してどうしても当たり前のことができない。だからユマニチュードを活用して自分のダメさを穴埋めし、当たり前のように繕わさせてもらいました。すると当たり前の結果が出たんです。それに応えてくださった認知症の人に感謝です」って言ってくれたらスッキリや。

**小宮**　「当たり前の姿が見られて嬉しかった」と。「今までよく考えてみたら、自分たちはあまりにも相手にとっての人間らしさや、居心地のよさ、主体性、幸せを考えないでいました」と。

**和田**　そうそう。ほんと、そう思う。

**小宮**　ちょっと工夫しただけでこんなに人はよくなるんなら、それだったら、もうちょっとこの人たちの立場に立って、果たしてほんとに病院にいるのがいいのか、そうじゃないとしたら、どういう環境で過ごして、どういう1日を送ったらもっともっとステキになるのかを考えてほしいよね。

## 大切なのは共に考え、共に悩むこと

**和田**　ユマニチュードも認知症の人を取り巻く「環境をよくしよう」ってことやから、自分たちが実はよくない環境の一部になっていたという気づきをもって、「よくない」ことを語らないとな。

**小宮**　懺悔と共にね。懺悔しないで、自分たちはすごいことをやってるみたいなのがね…。

**和田**　そうそう。だから別に、ユマニチュードが悪いとかっていうふうに思ってるわけじゃなくて。

**小宮**　悪くはないけど、ちょっと申し訳ないけど、今頃そんなこと言うのって思うけどね。

**和田**　でも、そういう現実があって、それに飛びつく人もいっぱいいるわけやから、だからそれでもいいとは思うねん。ただ、魔法でも最先端でもないやろって言いたいねん。

**小宮**　認知症になった人に、ちょっとでも幸せになってほしいっていう人の考えることとは全然違うような気がする。

それくらい医療、介護の現場が異常。私いつも言うんですけれど、犬なんかと比較しちゃ申し訳ないけど、犬だって、1日散歩に連れてもらえないで家の中にいたら気が立ってきて、飼い主にかみついたり、いろんなことがあると思うんだけども、それを人間にやっちゃっている、何日も何か月も閉じ込めて外には出さない、好きな趣味もさせない、好きなものも食べさせないのが、今の大多数の医療・介護現場。

**和田**　異常やで。

**小宮**　そしたら、気が立ってきて暴力を振るうとか、あるいは自分をあきらめて無気力になるか、どっちかになるよね。

**和田**　歯科医の研修会に招かれた時に言わせてもらったんやけど、歯が痛くなったら歯医者に行くやん。医者から「はい口開けてごらん」って言われて、あーんって開けて、そのなかになんかいろんなもんが入ってきて、不快や痛みがあったとしても我慢するやろ。人に我慢を強いることを普通にしている医療関係者って、自分らの特異性を考えてない。「口を開けてごらん」って指示したら口を開けてくれるもんやって思い込んでないかと。

でもそれって、何も歯医者に行った人が医者たちの奴隷になったわけやなくて、そもそも歯医者に行くのは自分の歯の痛みを何とかしてもらいたくて行くわけで、その目的があるから、しょうがないから、嫌なことをされても口を開けてるだけなんやってことがわかってへん。

なんでも「自分のいうことを聞くのが当たり前」が普通の感覚になってしまうと、自分が何のためにここにいるのか、目の前の人は誰なのか、そういったことがわからなくなる認知症の人が自分の言う通りに口を開けないことを理解しようとはせず問題視しかしなくなってもおかしくはない。

「あんたのために治療してやってるのに、何だその態度は」くらいな話になってもしょうがないかなと。

だから僕は医療の現場っていうのは、少なくとも介護の現場から見れば、認知症の人への関わり方といった理解は遅れるやろなって思うし、ユマニチュードが広がるのもわかる気がする。

**小宮** もっと**介護の現場でどんどん成果が上がっているのを知ってほしい**し、取り入れてほしい。謙虚に学んでほしいって思いますよね。

医療の現場の人たちは、自分たちは介護より優れてるって思い込んでいるんですよね。それはもちろん、医療技術とかについては優れていることがいっぱいあると思うんだけれども、認知症の人だったりが、できるだけ落ち着いた気持ちで、できるだけ自分のことを自分でやって過ごすとか、できるだけ体を動かして主体的に過ごしてもらう、そういうことにおいては、まったくもって劣っていると思います。医療現場は生活の場ではないから、それは当然だし、大変でもあるだろうけれど。だけど病院に長いこと認知症の人を入れておいてはいけないんだと思って、認知症になっても何とか自分らしく生きていきたいと考えている人の立場にたって、どうしてあげるのが一番よいのか、いろいろ考えて変えていってほしいですよね。

**和田** 入院していた婆さんにつき添って泊まり込んだ時のことやけど、看護師が本人に語りかけるもなく、僕に「どういう人か」を聞くこともなく身体に触れたもんやから、婆さんがびっくりして怒って足蹴りを食らわしたんや。普通に人と人ならそんなことしたら犯罪や。次に出る言葉は「ごめんなさい」のはずやろ。

ところがこの時の看護師は僕に向かって「この人は暴力をふるう人ですか」やもんな。「あんな、看護師さん、嫌なことをされたら誰でも怒るやろ」って言わせてもらったけど、退院時の看護サマリにはきっちり「看護師に足蹴りをする暴力あり」って書いてあった。無茶苦茶や。万事こんな調子で日本全国で認知症の人が「暴力・暴言者」「異常行動者」にされてるんや。

つまり、自分に非があって相手が応えないのは「普通のこと」やのに、自分の非を省みることは全くせず、応えない人がダメだからダメな人に合わせる技法を身につけようってことやからな。無茶苦茶な話や。それでも「よくなるならユマニチュードも悪くはない」と思うけど、こういう根っこのところを変えていかんと、ロボットにとってかわられるで。

**小宮**　ユマニチュードで言われていることは間違いではないけれども、ユマニチュードに書かれていないことが、あまりにもたくさんある。そちらのほうが多いってこと。認知症の人と接するのに何が大切かと言われれば、その人をまず「認知症」とは関係なく、どんな人なのか、何をしたいのか、何が心地よくて、何が苦手なのか、そうしたことをよく知って、認知症であることで気落ちせずに前向きになり、心と体をめいっぱい使って**毎日を大切に生きられるよう**、**共に考え**、**共に悩みながら**、**支える**こと。認知症に苦しみながら必死に生きる人ととらえて、できないことを補いながら、暮らすこと。それって、普通の人を支えるのと、一緒だと思います。 Ⓐ

# Q 入居者の呼び方って……？

グループホームを開設して2か月になります。
ようやくお年寄りとスタッフとの人間関係もできてきました。
先日スタッフの間で、入居者さんをどう呼ぶか話題になりました。
あるスタッフは「すべての入居者さんを〝○○（苗字）さん〟で」と言い、
あるスタッフは、「お年寄りのキャラクターに応じて、
〝○○（名前）ちゃん〟などと呼んでもいいのでは？」
と言います。
どちらがいいのでしょうか？

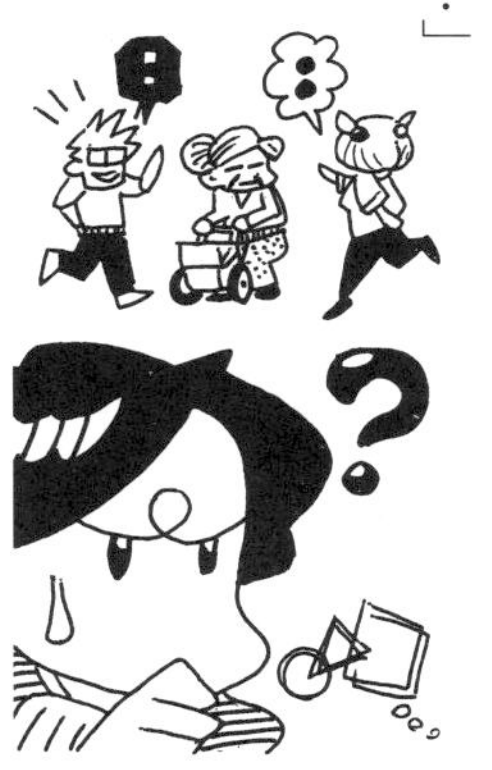

# A 職員が決めることではない

和田行男

僕が関わっているグループホームや特定施設などでは、まず、本人・家族との入居面接をしたときに、入居後の呼び名について話し合う。その後、その呼び名よりも別の呼び名のほうが「本人にとってよい」と判断すれば、改めて協議し直して変更する。

見学に来た人などから、「〇〇ちゃんなんて〝ちゃんづけ〟で呼んでいるのはおかしいんじゃないか」と言われることもあるが、それは本人や家族と話し合い「それがよい」と決めたのであって、単に職員の気分や感情に基づいているわけではないのだ。

「入居者はお客さまだから〝様づけ〟で呼びなさい」なんていう経営者もいるようだが、その人の脳にインプットされている呼び名が一番いいわけで、〝様づけ〟〝さんづけ〟で呼びなさいというのは個別性に矛盾する。

特に認知症という状態にある場合は、脳の情報処理能力が下がるという特徴をもっているのだから、呼び名においても情報処理のしやすさを考えなければいけない。

**そこで大事なのが「なじみ」だ。**

なじみとは「馴染み」ではなく、「慣」である。婆さんにとって〝自分が聞き慣れた呼ばれ名〟が処理しやすいのは当たり前のこと。

一方、婆さんが職員を呼ぶ際には、呼び名でいい。

ある人から「和田さんはご入居者に先生と呼ばせている」なんて言われたことがあるが、婆さんが僕のことを何て呼ぶかは婆さんが決めること。呼ばせている（奴隷的強制）のではなく、呼んでいる（主体的行動）のであって、いちいち「先生と呼ばないで！」なんていうのもヘンな話である。

ただし、婆さんにとって職員に向けた呼び名は、脳にインプットされていたものをアウトプットすることだけではなく、目の前の情報を処理した結果だということを忘れてはならない。だから僕のことを「先生」と呼ぶときもあれば、「息子」「社長」「豆腐屋のおやじ」などその場その場で変化するが、それも当然なのである。

結論を言えば、大事なことは職員が婆さんをどう呼ぶかという「呼び名」ではなく、**婆さんがどう呼ばれたいかという「呼ばれ名」**であって、それには個別性・主体性が必要だということ。そして認知症の特徴も踏まえて決めることであり、しかもいったん決めたことを守りとおすのではなく、婆さんの変化に応じることである。

対談

# 名前は「人間への尊び」

## 婆さんがどう呼ばれたいか

**和田**　いつも思うのは、この業界は人権だ！　尊厳だ！　生活だ！　主体者だ！　なんて学者や研究者や行政マンが吼えるけれど、こういう各論になると、質問のように「支援する側からどう呼ぶか」という話をしてしまう。そこに矛盾を感じていないのがおかしいと思うねん。

しかも「お年寄り」とか「入居者さま」なんて丁寧に言って、さも尊びをもっているかのように周りに思わせているけれど、施設の出入口を施錠して婆さんを監禁し、「ご利用者さまの尊厳をお守りします」なんて立派な額に入れた張り紙を飾ってあるのを見たことがあるけど、本人の側から考えていないことに気づけていないから笑ってしまう。形だけにとらわれている証やわ。

ここで大事なことは、職員が婆さんをどう呼ぶかではなく、婆さんがどう呼ばれたいかということやろ。なのに、職員側から一方的に画一的に「さんづけで」とか「お年寄りのキャラクターに合わせて」という議論になるのは、どれだけ丁寧な言葉を使っていようが、「もう人とは違う扱い」をしているということになってしまう。

僕がこの仕事に就いたばかりの頃に聞いた話で「へーっ」って驚いたことの一つやけど、オーストラリアでは、施設を利用する前に本人の呼び名について決めるときに、本人が「こう呼んでほしい」という名前にするか、意思表示ができない場合は、過去にどのように呼ばれていたかの「呼ばれ名」を友人などから徹底して聞き取り、決めるという話があった。

まさに認知症になって自分のことを表現できなくなっても、「それまでと変わらない人としての存在」を名実ともに大事にしている証やと思ったわ。

これは**ケアの論議ではなく、いうなれば哲学であり、非常に重要な「ものさし」**やけど、僕の住むこの国では、まだケア論としてこういったことが語られていることが残念でならんわ。

**小宮**　確かに、絶対「様づけ」なんて不自然ですよね。グループホームはその人にとって自宅。普通の家庭の中で、「様」で呼ばれることなんてないじゃないですか。なのに、○○様なんて言ったら、良い人間関係なんて築けないと思う。

それに、女性の場合は、年齢を聞いてみたら、実際は86歳なのに「42歳」と言われたり、同じ人が違う日には「18歳」なんて言うこともあるでしょ。こういう若いときの記憶の世界に生きている人は、ひょっとしたら旧姓と今の姓で混乱してしまうこともあるから、あんまり安易に名前に「ちゃんづけ」するのは私は好きじゃないけど、「○○ちゃん」でご本人が安心するならば、そうしたほうがいいと思います。もっとも、本人に「なんて呼べばいい？」って聞くのが一番だと思うけど。

**和田**　「（婆さんは）お客さまだから様づけで呼びなさい」って上から命令し、機械的に「○○様」って呼ばせる経営者がいるようだけど、そういう経営者がどう思ってのことかはわからへんけど、介護事業と接客事業を同じだと考えているのだったら、なおのこと「主体者である本人の意向＝どう呼ばれたいか（利用者本意）」を大事にせんと理屈が成り立たんと思うで。

## どんな「呼ばれ名」であれ光栄

**小宮**　反対に、おばあちゃんが職員をどう呼ぶかということもありますよね。取材に行ったとき、おばあちゃんは、私よりずっと若い職員と私のことを2人とも「お姉さん」と呼んでいたんだけど、「どっちが若い」って聞いたことがあったの。そしたら、私のほうが若いって言ってくれたんですよ。自分のほうが年上と勘違いされた職員は「これは本物の見当識障害だ！」って怒っちゃったけど（笑）。きっとそのおばあちゃんにとって職員はいろいろ世話をしてくれる頼れる人だったので、なんとなく年上に見えたんでしょうね。
別の話でおかしかったのは、ロケで同じグループホームに何度も通って取材をしていたときのこと。あるおばあちゃんが、私たちのことを何となく見た目で覚えてくれたのでしょうね。私のことは「お姉さん」、カメラマンを「写真屋さん」って言ってたんですよ。それであるとき、音声マンが何かの用事で来られなかったときがあったんだけど、そのおばあちゃんが「今日はお侍さんはいないのですか」って言ったんですよ。おばあちゃんには、長い音声マイクが薙刀(なぎなた)のように見えたんでしょうね。みんなで大笑いしました。だから、**相手が呼びたい呼び方で呼ばれたほうが楽しい**って思います。

**和田** 婆さんからの呼ばれ方はさまざまに変わるけど、僕を見て感じて、婆さんが自ら処理した結果の表現であり、どんな呼ばれ方をされても光栄に思って受け止めさせてもらっている。

**小宮** まぁ、その名前で呼ばれたくない人は「私は○○です！ ○○と呼んでください」って言うのも正しいと思うし。

**和田** 人と人の関係は変幻自在の姿を見せるわけで、画一的に「こうでなければならない」ということやない。思考の土台に、思想とでもいうのかな、そこに「人間への尊び」があり、そこからこうしたことを見つめることが大事やと思うで。

## 決めたはずの「呼ばれ名」が崩れるとき

**和田**　本人や家族と取り決めた「呼び名」を職員たちが勝手に崩していくと、僕は「大問題だ！」と大騒ぎする。それは、「決めたことを守らない」というルール違反への危機感ではなく、「職員のその人への素の気持ちが現れてきている」という、職業人として守るべき重大なことが崩壊する危機やからな。

職員のなかに、一人ひとりの婆さんに対する「好き」「嫌い」「かわいい」「憎たらしい」という自分の気分や感情に基づいた選別が始まっているということの表れであり、これは大変なことや。

**小宮**　和田さんは、呼び名が崩れていくことが悪いことだと言っているの？

**和田**　呼び名を崩すことの裏側を言ってるんや。小宮さんが入居するときには、本人と家族と職員で「小宮さんと呼ぼう」と決めて、その名前で呼ぶことを職員に周知。寺田さんなら「寺田さん」、和田さんなら「和田さん」というようにそれぞれ決める。

それが、時間が経って事務室で職員の話を聞いていると、小宮さんのことは「小宮さん」のままだけど、寺田さんのことは「寺ちゃん」、和田さんのことは「和田」と言うようになる。僕が「なんで小宮さんは『小宮さん』のままで、寺田さんは『寺ちゃん』に、和田さんは『和田』に変化してるの？」って聞くと、職員は答えられない（答えない）わけよ。だから僕が「小宮さんに対しては自分の気持ちはプラスもマイナスもない。寺田さんに対してはプラスの気持ち、和田さんに対してはマイナスの気持ちがあるでしょう」って言うと黙り込んだ。

**小宮**　当たってる（笑）。

**和田**　つまりそれは、職業人として絶対に許されない婆さんへの選別が始まっている証や。もちろん人やから、寺田さんのことをかわいい、和田さんのことを憎たらしいと思うことは止められない。そう思うことはしょうがないけど、それを表に出したらあかんやろ。それが顕著（けんちょ）になるのが、言葉づかいや「呼び名」。特に、職員間で婆さんのことを語り合うときに使う「呼び名」にそういうことが出てくる。

たとえば「小宮さん」と呼んでいても、認知症が進行したかなんかで全然反応しなくなってしまったとき、いろいろ試みた結果「英美（えみ）ちゃん」と呼べば「あぁ」と反応するようになったとするやろ。そうしたらそのときは、小宮さんの家族を交えて「最初は『小宮さん』と呼ぶことを決めてスタートしましたが、今は『英美ちゃん』のほうが小宮さんに響くので、これからは『英美ちゃん』って呼んでいきたいんですが、どうでしょうか」って話し合って変えればいい。

だから僕はうちの施設リーダーにだけは、時々いろいろな試みをするように言ってる。そこに行政の指導や第三者評価の人たちが入ってきて「ちゃんづけで呼んでいるのはおかしい」なんて言ったとしても、それはこういう理由ですよと説明できるやろ。

それをある職員は「小宮さん」って呼んでるし、ある職員は「英美ちゃん」って呼んでるとなると「なんなんですか」ってことになってもおかしくない。実際うちでもそういうことが起こった。

こういうこともある。グループホームで入居者Aさんが入院したときの話やねんけど、リーダーから「職員が『お見舞いに行ってもいいですか』と言ってきたのですが、どうでしょうか」と問い合わせがあったんや。僕はピンときて「これから先、どんな入居者に対してても同じようにお見舞いに行きたいと思えるか話し合ってください」と指示を出したんやわ。するとAのグループホームでは「思えません」、Bのグループホームでは「思えます」って答えが返ってきたから、Aにはダメ、BにはOKを出した。

Aの職員たちは正直で「この婆さんだから見舞いに行きたいと思ったけど、みんなに思えるわけではない」と言えたようで、それはダメの判断をするしかない。明らかに「選別の結果のお見舞い」になるからな。

**小宮**　でも、それってかなり難しい話よね。やっぱり人気のあるお年寄りとそうではない人、影の薄い人って出てくるよね。それは人間社会だから仕方ないんだけど。

**和田**　出てくることは承知しているが、思うことと行動することは別や。僕は行動することを基本的には許さへん。許したら大変なことになる。保育士でも教師でも医師でも、人に関わる仕事をしている専門職が自分の感情で子どもに接したら「おかしい」って思うもん。

でも小宮さんが言うように、避けては通れない「人としての現実」もある。だからこそ、チームリーダーがそのことを小さな出来事から見出して、いろいろな機会に発信していかんとあかん。これは自分との闘いやから一番きついことやし、いくら職業人として気をつけていても「現実」に流されそうになる。それを修正できる力がチームに必要やということやね。

だからこそ、こうしたものの見方や考え方などの「ものさし」が重要になるということやけど、そういう意識をもてない連中は「画一的・一律的に管理する」か「放置・無法状態になる」かのどっちかで、どっちも婆さんを人として見ていない証やと思うで。Ⓐ

6 家族の意見

# Q 利用者と家族、どちらの立場に立ってケアをすればいいですか？

小規模多機能ホームに勤めています。スタッフの関わりにより、利用者のAさん（女性・82歳）に少しずつ自主性や意欲がみられるようになりました。しかし家族からは「わがままになった」「かえってやりにくくなった」「自宅でのことまで考えているのか」などと叱られてしまいました。

私たちはAさんに元気になってほしいという思いで頑張ってきましたが、どちらの立場に立ってケアをすればいいのでしょうか？

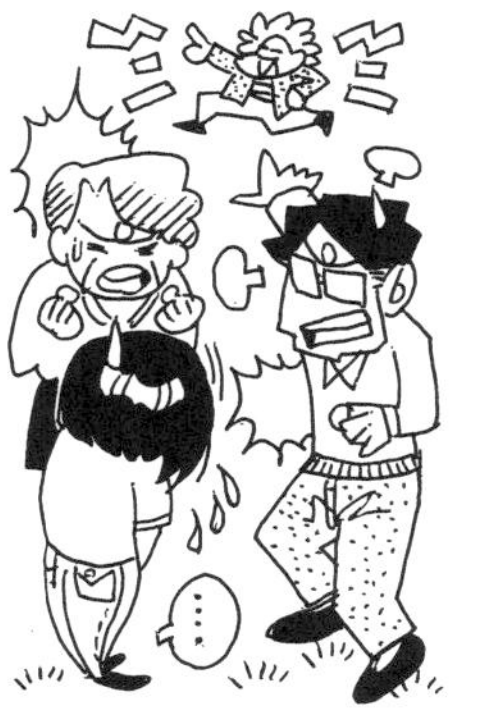

# A 「本人不本意」は仕方ない

和田行男

あなたの事業所にAさんが来てくれて、自主性や意欲が出てきたのは、職員のみんなが仕事ができているということ。そしてそのことを喜び、利用者にもっと元気になってほしいと願うのは、人間として至極当然のことだ。

僕もデイサービスに通ってくる利用者には、元気になって元の生活を取り戻し、〝デイサービスに来なくなる〟ことを目指したいと思ってる。

ところが……。

今回の質問を考えるときにまず整理しなければならないことは、自宅と入居型施設では「支援」を考えていくうえで何が違うかということだ。

誤解を恐れず簡単な言い方をすれば、入居型施設は「本人のことだけ（本人本意・本人本位）」を考えて支援すればよいが、自宅生活を応援する場合は、それだけでは成り立たないということである。

支援するシステムの面からいえば、特養やグループホームのような入居型の事業は「専門職による24時間を通した〝面〟の体制で応援する場」であり、訪問介護や通所介護、小規模多機能型居宅介護のような自宅応援型の事業は「24時間を〝点〟で、あるいは抜き取って〝一時的に面〟をつくって応援する場」という決定的な違いがある。

つまり、自宅応援型の事業は、専門職だけで本人の生活を支援するのではなく、「専門職と家族などで面を構成して支援している」ということだ。

そう考えると、自宅での生活は家族等を抜きには考えられないし、「本人本意・本人本位」だけを目指したのでは不十分になる危険をはらんでいる（ちなみに本意とは「その人の意思や気持ち」であり、本位とは「その人のことを中心に考える」ということである）。

質問に出てくるAさんが「自分の意思を行動に移してやり遂げられるところ」まで取り戻せれば何ら問題はない。つまり、Aさんが自立した状態である。

ところが「行動に移すことはできても自力ではやり遂げられない」というレベルでは支援の手が必要になり、それは家族が担うしかないのだ。

わかりやすくいえば、Aさんがおしっこをしたいと思って椅子から立ち上がり、トイレに行って後始末をして戻って来るという一般的な状態まで戻れば何の問題もないし、家族だって大喜びするだろう。しかし、そこまではほとんど取り戻せない。

言い方を変えると、たとえAさんにとって不本意であったとしても、中途半端に動けるようにならないほうが、Aさんが願ってやまない自宅での生活を続けられるという矛盾が生じるのだ。

だから支援の方向としては、「自宅での生活を続けていくために、下半身だけは強化しない」と涙をのむしかないのである。そこが現在の自宅応援型の事業の限界であり、質問者が抱える専門職のフラストレーションにつながるわけだ。

ある医師から聞いた話だが、「手術をして訓練を積めば骨折前より動けるようになるから、手術をしてはどうか」と子どもたちを集めて話したところ、離れて暮らしている二男・三男夫婦は大喜びで手術を希望。ところが、同居している長男夫婦は何も語らない。あとから「動くようになったら面倒見切れないから、手術だけは勘弁してくれ」と懇願（こんがん）されたそうだ。

小規模多機能型居宅介護であれデイサービスであれ、自宅生活を応援する場合は、本人本意に家族本意を織り合わせて「家庭本位」を見出していくしかない。

特効薬などなく、しっかりと話し合いを重ねて折り合い点を見出すしかないし、どんなに話し合いを重ねても「本人不本意」が残ることは、この国の現状では仕方がないことと受け止めることを良しとすべきで、それを卑下（ひげ）することはない。

重要なのは、専門職として嘆（なげ）くだけではなく、そのことを**社会的に「課題化」して、次の時代のビジョンを描くこと**である。

嘆くだけなら素人の範疇(はんちゅう)。素人にはできないことや思い描けないことを言葉にしたり実践できてこそプロだということを認識して、追求し続けていくことが大事ではないだろうか。

対談

# オーダーメードの支援と提案を

## 「これだけは守りきるもの」を守る

**小宮** なんか悲しい話ですね。

**和田** こんなんいっぱいあるで。ショートステイでも、デイサービスでも、小規模多機能型居宅介護でも、訪問介護でも、自宅を拠点にした生活応援型の介護保険事業をやっている専門職に聞けば、この手の話がくさるほど出てくるはず。
だから逆に、グループホームなどの入居系施設のリーダーには「がんがん元気を取り戻せるように支援しーや。24時間丸ごと支える仕組みになっているんやから、なんぼ元気になってもらってもいいやろ」ってハッパかける。自宅とはわけが違うんやから。
自宅生活だと、どうしても家族の意向が優先されてしまいかねない。これは、しょうがないわな。

**小宮** まぁ、優先とまではいかなくても、折り合わなくちゃいけないわよね。

**和田** なかなか折り合いって難しいな。病院から老健に移って自宅に戻るにあたり、家族は「家に帰っておしっこをこぼされたら困るから、老健でおむつ訓練をしておむつにして帰してくれ」って言うんやけど、本人は「おむつするくらいなら死んだほうがましだ」って言う。

職員はどう考えたかというと、折り合いをつけるために尿取りパッドを提案したんや。それで、本人も家族もやむなく了解したんやけど、自宅に帰ったら飯を食わなくなり、家族に乱暴を振るうようになってしもうた。ケアマネジャーが理由を探ろうと思っても、受け付けない。

家族は手を焼いて、デイケアに通わせるようにしたんやけど、デイケアでも同じことが起こり、どうしようもなく再び老健に戻ってきたんや。

そのときにたまたま僕が相談を受けたから、「その人の話をしっかり聞いてやれ」って助言したら、夜勤に当たった職員が毎晩その人のところに行って「どう?」「何かある?」って聞くようにしたらしい。そしたらある職員に「どうせ、みんな俺のこと死んでもいいと思っているんだろ」って心の内を話してくれたんやて。

それで「そうじゃないよ」っていろいろ話をして、その人は再び元の快活な状態を取り戻していくんやけど、それをどう考えるかやね。

僕は老健の職員たちに「老健の仕事ができていないな」って言わせてもらった。僕なら、尿取りパッドにする前に、その人の意向に沿って施設入所中に自宅に出かけて行って、トイレに行ける訓練をやってみる。

必要ならば理学療法士も家に連れて行って、ベッドの位置などを確認し、家族にも話をしてできることを一緒に探っていく。

それをしても間に合わずに失敗してしまうようならば、その人も納得したうえで折り合いをつけられるやろ。それが結果的に尿取りパッドになったとしても、その人も合意してるんやから結果は違ったはず。

そういう丁寧な仕事をしないで、職員と家族の折り合いの結果「パッド」を押しつけても、うまくいかへんのはしょうがない。こんなことがいっぱいあんねん。

**小宮**　まったくそのとおりね。今まであまりに本人本意じゃないことが多くて、家族はものを言えるけど、本人が認知症の場合は、自分がどうしてほしいということをあまり言えないと思う。

ただ実際は、本人本意だけでは生きていけないから、1週間に1回でも2回でも、本人がすごく嬉しい場面をつくったり、自分がしたいことをしたりする場面をつくるという考えはすごく重要だと思う。でも、折り合う点はケースごとに違うだろうから、大変なことですよね。

**和田**　しかも、本人と家族の状態や状況が変化していくから、継続的に丁寧にやっていくことがすごく大事やねん。

**小宮**　本当に**この家で、この家族でというオーダーメードの支援**が必要になってくるわよね。介護職もリハビリ職も、いつも「万全の解決策」みたいな応用問題の答えを出すことばかりじゃなくて、この環境・本人・家族での組み合わせでプライオリティ（優先順位）をつけて、これだけはやろうっていう提案をしてほしいよね。

**和田**　家族から相談を受けたりするときに、僕は家族に「今の時点で、どこまでできる？」ってはっきり聞かせてもらう。どこまでできるかによって違うからな。

たとえばお金はいくら出せるか、時間はどれだけかけられるか、部屋の模様替えはどこまでいいかといったことを明確にして、その材料のなかで、たとえばその人がトイレに行けるようにするためにはどうあるべきか、何ができるかという両面で考えていく。

そのためには、家族のできること・できないこと、本人のできること・できないこと、社会資源のできること・できないことの折り合い点を見つけるしかないから、まずは情報を収集することから始めるんやわ。

それでもできないとき・できないことは「しょうがない」って思いきるし、思いきるように進言する。

**小宮**　知的障害者の就労支援を取材していたときに、本当にそういうことが大切だとわかった。すべてのことができるようになる必要はなく、この職場のなかでこの人は何ができるのかを見つけていく。それを切り出して「仕事」にして、その人ができる仕事を1日の流れに沿って並べていけば、ちゃんと社会のなかで生きていける。つまり、オーダーメードって考え方で支援することが大切で、そうじゃないと、この施設はこういうルールだから、こうしないといけないんですって話になっちゃう。そうすると、適応することが苦手な障害者は困ってしまう。

**和田**　家族に対して「こうしてもらわなあかん」って思ってみても、できないことや、やりたくないことならどうしようもない。家族は何ができるのかな、この家には何があるのかなってゼロベースで考えて初めて見えることがいっぱいある。

要するに**情報をきちっと取り、総合的に解析したうえで手だてを描くこと**が大事やねん。そういうことが現場ではまだ弱いなって思うけど、身に付くまでに相当な時間がかかるんやわ。

**小宮**　すごい応用能力が必要だからね。この形が一番美しいんだって決めつけて、そこにはめ込もうとすると、もうダメよね。

## どっちの側に立つ!?

**小宮** 質問に戻るけど、「どっちの側に立つ」って聞いているわよね。

**和田** 僕はどっちの側に立つっていう考え方自体おかしいと思う。

**小宮** 虐待みたいな事態になったら、家族からひっぺがさないといけないけど。

**和田** うん。ただ、婆さんの置かれている環境に家族もいるし、家族の置かれている環境に婆さんもいるわけで、両者にとってよい環境になるように成立させていこうとしているわけだから、こっちがこうで、あっちがこうでという話で物事を見ていくと見えなくなると思うわ。

**小宮** 大きな分かれ目は、自宅で暮らすか、施設で暮らすかよね。自宅にいることが一番大切だったら、あるところは我慢するとかね。

**和田** 1日のうちで8時間は家から(デイサービス等に)放り出すし、月のうち1週間は箱の中(ショートステイ)に閉じ込めるけど勘弁してやとか(笑)。

僕は、そこは折り合い点やと思うねん。これは家族がどうのこうのだけではなく、社会の到達点やからね。

**小宮** そのときに専門職にお願いしたいのは、折り合えるためにいろんなパターンを提案してほしいということ。

**和田**　おっしゃるとおり（ぺこ）。介護保険制度が始まって、東京の場合は、自宅での生活を支える仕組みがものすごく窮屈になったんと違うやろか。僕がデイサービスの生活相談員をしていた措置の頃（介護保険制度の前の時代）は、自宅に行ってお風呂の入れ方の指導なんていうことも簡単にできた。関わりをもった婆さんや家族への支援に関することならば、かなりのことができたけれど、今は分業になってその狭間への武器がなくなったように感じる。

しかもデイサービスは、サービス提供の時間帯を通した人員配置になっているから、以前みたいに活動中に職員が抜け出して家族の相談にのるなんていうことが難しくなってきた。もったいない限りや。

**小宮**　介護保険になってサービスが増えたのはいいんだけれど、一つひとつのサービスに対する規則がやたら細かくなって、創意工夫がしにくくなったということね。

**和田**　おそらく、今のデイサービスの職員には、婆さんの自宅に行って何とかするっていう意識はないと思うわ。デイサービスに来てもらって、そこで何とかするって考え方にならざるを得ない状況やから「家のことはケアマネジャーさん」みたいな感じになってるんと違うやろか。

デイサービスに来ることが難しいときは、職員が利用前から自宅を訪ね、婆さんと顔見知りになる取り組みを責任者に助言するんやけど、それってデイサービスにとってはタダ働きやからな。いくらそういうことが必要やと思ったとしても、二の足踏むやろ。

**小宮**　本当はそういうところが自分の家の近くにあって、自宅とそれほど区別することなく利用できればいいのよね。

**和田**　そこが残念やな。小規模多機能型居宅介護は24時間応援する仕組みやけど、自宅を拠点にすると、やっぱり家族本意にならざるを得ないからな。質問者の婆さんも、このまま自宅にいるよりはグループホームにでも移って家族から解放されたほうが、より長く元気でいられる可能性が高いかもな（笑）。

**小宮**　その地域でオーダーメードの支援をしようとしたときに、それを理解できる行政があって、許可するという感じで運営できればいいと思う。行政もプロが増えるといいんだけど。

**和田**　自宅での生活を強制的にやめさせて、グループホームなどの24時間型入居施設に強制転居させると、その時点では瞬間的に婆さんにとって基本的人権もない、理不尽で不本意な事態になる。だけど、その後専門職による支援があって、自宅にいるよりも、認知症という状態になる前のその人の生きてきた姿を取り戻したとしたら、強制転居も意味があったということになるやろ。それってホントはおかしなことなんやけど「よくやった」とも言えるわけで、そこらへんが難しいところや。

**小宮**　現実的には優先順位をつけて、1つでも2つでも大事にするところが残るようにケアを組み立てられるといいわよね。

**和田**　もちろんそうやな。すべてをかなえることなんて不可能やから、そのなかでもこれだけはというものを守りきるということが大切やと思う。

**小宮**　そうね。そして、介護の専門職の人たちが、こんなやり方もあるっていろいろ提案してくれれば嬉しいよね。

**和田**　力尽くすわ。Ⓐ

# Q 利用者の重度化にどう対応していけばいいですか？

私が働いているグループホームは、開設して8年が経ちます。
最近では利用者の重度化が進んでいます。
グループホームは「終の棲家」
という考え方もありますが、
和田さん、小宮さんはどう思いますか？

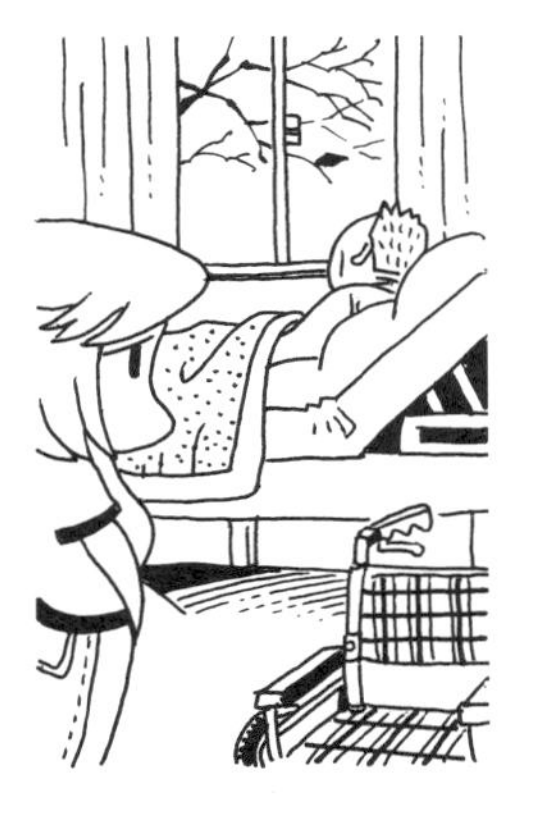

# A 言葉の意味を明確にし、必要な支援の量と質を見極める

和田行男

介護保険制度がスタートして一気に広がったグループホームも、草創期に開設した事業所は10年強となる。そういうことも相まってか、ここのところ「重度化」や「ターミナル」に関する質問が増えている。

## ものには共通の尺度が必要

ものの程度を計るには、尺度の共通認識が必要になる。たとえば「多量の排便あり」といった記録なんかは典型的で、共通の尺度がなければ、職員それぞれが自分勝手な尺度で「多量」を表現してしまう。毎回重さを計るのが正確なのだろうが、現実的ではない。

一般には「卵2個分」なんて記載することが多いが、これは卵を尺度にして量を共通認識しやすくしているということだ。でも、これだって屁理屈をいえば、うずらの卵をイメージして「卵20個分」と記載してもおかしくないことになる（周りはびっくりするやろけどね）。

さて、質問にある「重度」という尺度。何がどうなって、何をもって重度なのかが曖昧だ。

十数年前に保健師から「和田さん、デイサービスに利用者1人お願いしたいのですが」って連絡をもらったので「どんな人ですか?」って聞き返すと「重度認知症の方です」と答えられた。

往々にして「重度の方ですか。わかりました」となるのだが、この会話からその人のことは何にもわからない。わからないのに、「重度」の一言でその人をわかったつもりになっているところに大きな問題が潜んでいる。

この世に度数という評価がなかった時代は「軽度」「重度」と分けることはなかったはずで、具体的に表現していたのではないか。

和田さんという人について伝えるときは、「歩くことはできる。名前は言えない。更衣は、袖を通す際に介助があれば可能。財布は認識しているが、買い物で支払いはできない」というように、決して何もかもひっくるめて「和田さんは中等度の人」なんて言い方はしなかっただろう。

## わかる説明、わからない説明

このように「大きい」「多量」「重度」なんていう表現を、尺度を共有しないまま使えば、使う側と受け取る側にズレが生じる。

「和田さんは、認知症の重度化で食事介助が必要になった」

この説明からは、和田さんは食事について介助が必要な状態に変わったことはわかるが、その理由が「重度化」では、実際の状態はまったくわからない。

「医師の診断で脳萎縮の進行が判明。身体の能力としては、自分で食べることはできるが、知的能力が衰退したことによって食べ方がわからなくなり（医師の診断は、後頭葉の萎縮進行により失行状態出現）、声かけを含む支援が必要になった」

こう説明されれば、食事に介助が必要になった理由は病変であり、それは食い止めることができず、介助するしか手だてがない状態に変わったということがよくわかる。

また、歩けていた人が歩けなくなったときに「重度化した」と言い、「重度化で大変」なんて言う専門職がいる。よく考えるとわかることだが、そこにいる人たちの状態が変わったということで、状態が変われば支援策が変わるのは当たり前のことで、支援に要する策の量と質が、その介護施設の仕組み（ハードとソフト）で対応できるかどうかでしかないのだ。

認知症という状態の場合は、自分の意思を行動に移すことができてもやり遂げられない状態にある「認知症があって歩ける人」のほうが、よほど「生活支援重度状態」なのにである。

「家に帰らせていただきます」と言って歩いて外に出て行かれる婆さんを閉じ込めて一歩も外に出さない介護施設と、閉じ込めることなく外に出られるようにしている介護施設では、「歩ける」という婆さんの状態は同じでも、閉じ込める介護施設では「重度」を感じないかもしれないが、閉じ込めない介護施設では「重度」を感じることだろう。

そう考えると、歩けていた認知症という状態にある人が歩けなくなるのは、度数が減っていくということでもある。つまり、何が重くて何が軽いかなんていう曖昧な感覚で錦の御旗を掲げて語り合っていることに疑問をもてないとしたら、それが一番危険なことなのだ。

## スケールは人間の評価とは違う

事例発表会なんかで「Aさん、82歳、男性、独居、重度認知症」なんて言う人がいるが、僕が「すいません、重度と中等度は何が違うんでしょうか。何をもって重度と言っているのですか」って質問をすると、答えられなかったりする。

その尺度がないまま、人に対して度数を勝手につけているとしたら、それは差別である。

「Aさん、82歳、男性、独居、A病院のA医師による長谷川式スケール（長谷川式認知症評価スケールの略、以下同）4点」と言われれば、それが事実ならばOKで、長谷川式スケールのなかにおいて、点数によって「軽度」「重度」という評価基準を決めているのも致し方のないことと受け止めることはできる。

ただ、同じ4点の人同士であっても、状態が同じなんてことはあり得ないし、0点の人が買い物できて、10点の人ができないなんていうこともあり得ると想定し、そうした**評価はあくまでもそのスケールにおける評価であって、人間の能力の絶対評価ではない**ことを絶対に忘れてはならない。

こういうことを考えていない人は、長谷川式スケールで4点だったという事実をそのまま語らず「重度認知症」と専門家っぽく語り、「和田さんは重度認知症の人」などと平気で言うことだろう。

「和田さんは認知症という状態にある」「和田さんは長谷川式スケールで4点だった」という表現は事実だから言われても仕方がないが、「和田さんは重度認知症」なんて呼ばれたとしたら、僕は人権問題にして世に問いたいと思う。

ともあれ、個々のイメージによって異なる「重度」という曖昧な評価を一人歩きさせないことが、専門職に必要な専門性ではないだろうか。

その前提に立って質問を考えると、グループホームの「入居者が重度化してきた」ことと「終の棲家という考え方」が相反するかのごとく描いているように思えるが、そんな曖昧なことではなく、常に「何が必要か、どれだけ必要か、いつ必要か」という支援の基本に立って、必要なことを必要に応じて支援することができない状態や状況になったときが、グループホームでの生活が終わるときであり、もともと「終の棲家」であるとかないとかということではない。

グループホームという生活支援システムは、特養や特定施設など医療職の配置が義務化されている仕組みと違って、入居者に医療面での支援が必要になってくると対応しにくい仕組みになっている。しかしそれとて、訪問診療医や医療連携体制の契約相手方（訪問看護ステーションなど）、その人の家族によっては、かなりのところまでカバーできる可能性はある。つまり、一概に「グループホームではここまで」とは言いきれないのだ。

また、身体能力が下がったときでも入れる入浴機器がないことも、対応できない条件のようにいわれるが、そもそも能力が下がったときのことを考えもせず介護施設をつくることに問題があり、そこは失敗したとしても、近隣にある特養やデイサービスなど、介助用入浴機器設備のある施設等に協力を依頼するなど、道はあるはずである。

要は「人が生きることを支えていく」という考え方をもっていれば、大変だろうが何だろうが、支え続けるためにさまざまな知恵と工夫を凝らすが、単に「事業＝ビジネス」「給与をもらえればよい」と考えれば、より楽に利益・給与を得られるように考えるだけである。そのときの理由として「重度化により対応不可」というのは非常に都合のよい言い方になっているような気がしてならないし、素人の言葉にしか聞こえない。

**対談**

# 「重度」という言葉で丸めこむな

## 思い込み重度の怖さ

**小宮**　「重度」と言っている場合、私は「本当に重度なの？」って思うことがあります。運動量が少ないために筋力が低下し、廃用症候群というか、動けなくなっている人も多いじゃないですか。つまり、ケアの組み立て方ややり方が悪いために、動けなくなっている人が多い気がする。だから、そもそも本当に重度化してきているのかというところから考えないといけないなって思うわ。

**和田**　僕が言ってるのは、自分が説明できないことを「重度」「軽度」など度数で語って専門職っぽくなっていることが極めて危険やということ。しかも、そのことに気づいていない。

「その人らしく」や「家庭的」も同じで、そのことは何を指しているのか、どういう意味かを考えることも煮詰めることもなく、**言葉のもつ雰囲気に「ほわ〜っ」と流れていきやすい**ことを問題提起してるんや。

たとえ医師から「重度」だと言われていた人だとしても、それは今までの環境のなかでの見立てであって、本当のその人の状態を指しているとは言いきれないやろ。本当のことを知ろうとする努力をしないで、上面だけのことにしか目がいってない。そこが歯がゆいねん。

**小宮**　食べること一つとっても、お医者さんによっては嚥下(えんげ)障害になって肺炎になって死ぬのは認知症のナチュラルコースで、自然にいけばそうなるんだっていう人もいるじゃないですか。

以前、お医者さんが施設長をしている特養を取材して、口から食べることに力を入れている所でしたが、最後は6～7割くらいの人が食べられなくなるというんですよ。すごくご飯を工夫しているその施設でもそうなのかと不思議に思ったんです。よく見ていると、ストレッチャーで寝たきりの人が頻繁に運ばれていく。個室化したりリビングとかを作ったりしていたけれど、その施設では会話がないのよね、全然。みんなの生活が成り立っていないというか……。

一方で、小規模ケアをしているところに行ったら、「小宮さん、そんなことないですよ。うちらはずいぶん認知症の人を看取ってきたけれど、最期に食べられなくなる人はごくわずかですよ」って言うんですよね。聞いたら、口がうまく動かなくなる理由は、脳卒中による麻痺もあるけれど、廃用、つまり筋力の低下が理由の場合もかなり多いんじゃないかっていうんです。小規模のところでは、お年寄りが個室で孤立したりすることなく、居間に出てきてみんなで話したり、歌を歌ったり、食事をしたりしていると、顎（あご）や喉（のど）の筋肉が落ちないから、かなり最期まで食べられるというんですよ。

「医者も言っていることだから、認知症も重度になって食べられなくなったんだ」と言っている介護職がいるけれども、実は必ずしも認知症が重くなったから食べられないのではなくて、毎日の過ごし方の問題も口から食べられるかどうかに大きく関わっていることがわかってくる。介護職がうまく支えていないために、利用者同士で会話もなく、みんなで一緒に食べることもなくて、顎や喉の筋肉が落ちてくる。つまり、不活発に過ごしているために起きていることであるかもしれない。

リハビリの専門家に聞いたら、胃腸などの消化器も、使っていないと廃用症候群で使えなくなってくるそうで、「胃ろうを造って栄養面を改善したら、また食べられるようになる」なんていうのも、人それぞれだと思う。胃ろうに頼っている間に、食べ物を消化する機能が落ちてしまうこともあるのではないか。その評価もできないまま、重度になったから大変で、医療機関に送れという話になると、何のためのグループホームなのかなって思っちゃう。もちろん、本当に食べられなくなることもあるだろうけれど、そのあたりは精査しているのかな。

**和田**　ほんまにそうやな。能力的に最期の最期にゴックンができなくなる人はいるかもしれないけれど、本当にそこまでぎりぎりのところを見極めているかといえばそうでもない。あるとき誰かが「重度だ」って言えば重度になってしまう。婆さんからみれば「重度の人にされてしまう」んや。

重度だから、これもできなくて当たり前、あれもできなくて当たり前ってことになって、本当にできないのかどうかという能力の見極めが見過ごされている。

**小宮**　日本の場合、人の自然の形としての死があるのではなく、これまでの病院での死のイメージ、医療的には入院している必要がないのに帰る場所がなくて、人手不足、介護不足の病院で、寝かせきりにされているうちに寝たきりになる。さらに、まともな食事支援がなくて手抜きで経管栄養にされ、チューブだらけで死んでいく「死」のイメージが、専門職にも家族にも固定観念・先入観になっていて、それがあたかも避けられないことのように受け止められている。

それは医療や介護にお金や人手をかけないまま老人病院が増え、それを放置してきた社会全体に責任があるけれども、そうした死のイメージが固定観念としてグループホームのなかにも入り込んでいると思う。せっかく新しくできたグループホームという仕組みにまで、そうした「不自然な死」のイメージを持ち込んでしまうのは、すごくもったいないと思うんだけど、その見極めがなかなか難しいのよね。

## 転ばないように支援してもらわないと

**和田** もう一つ、置かれている環境によってその人の状態が決まってしまうということがある。同じAさんでも、グループホームと特養に入るのでは全然姿が違ってくるし、グループホームでも、どこのグループホームかでまた変わってくる。そんな曖昧(あいまい)なことに度数をつけるなんてとんでもないことや。

**小宮** 前提条件が曖昧なまま重度とか軽度とかいうと、差別につながりかねないわよね。認知症の人が骨折して入院したら、「問題行動が激しい」とかいう理由で向精神薬を飲まされてもうろうとした状態になり、寝たきりになって食べられなくなって、胃ろうになって帰ってくるなんてことがある。こういう事情で重度化しているとしたら、本来の意味で重くなっているんじゃなくて、重くさせられているというか……。普通の人が見て「重度」という場合、本当に重度のこともあるけれど、その人がまともなケアを受けて立ち直る例も見ていると、「重度」ってあやしい言葉だと思う。

**和田** 度数に根拠がないのに、バンバン度数だけ使っていくということは、目の前にいる人を人じゃないと思っているってことと同じやろ。

僕らは「重度おっちょこちょい」「軽度すけべ」「中等度オヤジ臭い」なんて、状態に度数表現はしないからな。言葉では「認知症になっても人であることに変わりはない」とか「○○様」とか言っているけれど、すでに人やない扱いにしているってことや。

**小宮** 和田さんのグループホームに行ったとき、やたら元気なおばあちゃんがいて、「わたしゃ死ぬまで棺(かん)おけに入らないぞー！」「死ぬまで元気で暮らすぞー」っていう気持ちを言っている内容はおかしくて、「死ぬまで元気で暮らすぞー」って言っていたのね。冷静に考えると、言っていたようだけれども、職員の人に聞いたら、入居当初は「うつ」といわれて寝たきりだったんですって？ その人が、ケアのあり方や社会との接点をもったことで、そこまで元気になることを考えると、一番恐ろしいのは「思い込み重度の人」を重度だとして、その人の力を引き出すケアができないこと。

**和田** 「特養は重度化して、重度の人ばかりですから」ってよくいわれるけど、できていることを最期まで維持できるようにするにはどうするか、できないと思われていることは本当にできないのか、取り戻せないのかって検討することがなさ過ぎると思うねん。

婆さんが自分で歯を磨けるように支援すると、すごく時間がかかる。かかるけれど、訪問調査では「歯磨きができる」になるわけよ。ところが、磨ける能力があるのに磨けるように支援しないで職員が磨くと「歯磨きができない」になってしまうわけや。**歩けるのに歩かせない＝歩けない**にさせられてしまっているとしたら、とんでもない犯罪やろ。

僕はそういうことにすごい憤りを感じている。自分たちの仕事を自分たちで放棄して、「重度化」で合理化してしまうんや。ほんまに危険やで。そんじょそこらの虐待よりずっとたちが悪い。

転倒したときの事故報告書なんかを見せてもらうと、事故時の状況、事故後の対処、原因分析、今後の対策とかが書いてあるわけや。でも大事なことは、生活支援施設において転倒に至らないように、関わるスタッフだけやなく、建物の構造から人員配置に至るまで、どんな視点でどんな対策を講じてきたかやろ。

**小宮**　「転倒しやすい身体」になっているから施設に来るんであって、転んで当たり前って思われても困るわよね。転ばないように支援してもらわないと。

**和田**　「重度の人だから」ってことで何もかも包んでしまうと、ホンマのことが見えなくなってしまう。

## 最期まで生活と切り離されない死を

**小宮**　質問に「終の棲家」という言葉があるけれど、認知症になってグループホームで暮らすようになったら、私はそのままそこで死を迎えられたらいいと思う。認知症にならなくてがんになった場合でも、病院には入院せずに自分の家で死ぬ人もいるわけじゃない。今の病院は、重度化したときに理想的な医療とケアが受けられるわけじゃない。病院に行ったら、普通は寝かせきりにされて筋力が落ちて、身体的な障害が重くなることが多いでしょう。

**和田** 小宮さんの今の住み処は「終の棲家か」ってことやけど、それもこの先変わるかもしれんし、変わらないかもしれんやんか。

それを「グループホームは終の棲家」っていうのは、本人不在も甚だしい話で、そのことよりも「最期まで暮らしたいっていう思いをもった人に対して応援できるか」って話やろ。だから特養でもグループホームでも、自分がそこに住み処を移して、その人たちがそこで暮らし続けたいって言うんなら、そのことを応援するし、どっかに移りたいって言うんだったら、そのことを応援するだけ。あとは、応援したいと思ってもままならないときがあるってことやね。

**小宮** 今までの日本の医療は、社会的入院があまりに多かったために、入院が長期化したら出てくださいと言い渡すことがごく普通のこととして横行していたから、理由もなく転院させられることが常態化していますよね。だから介護でも、うちで食べられなくなったら特養へ行ってくださいうちで歩けなくなったらどこかに行ってくださいといったことを平気で決める傾向があるでしょ。それでは、介護事業者が自ら無能だと天下に公言しているようなものだと思うけど。それがさらに、見せかけ重度化だったりすると、腹が立ちますよね。

認知症の利用者にとって、環境が変わることは大きなストレスになるのに、サービス提供者側が無神経すぎる。手に負えなくなったら外に出すということはせずに、本人がそこで過ごしたいと思っているなら、外からの医療提供で過ごせるようぎりぎりまで努力してほしい。もちろん、病気によっては濃厚な医療が必要な場合もあるから、グループホームや特養の能力を超えることを強要するのはできないけれども、何の努力もしないで安易に違う場所に入所してくれとか言わないようにしてほしいわ。

**和田**　グループホームが仕組み化された当初、入居対象者は「軽度から中等度の認知症のある人」と謳(うた)われ、以前の職員体制では夜間が宿直となっていたことを考えると、制度では特養などと棲み分けしていたことも事実やろな。だから「グループホームも終の棲家になるべきですよね」っていう疑問が出てくるのもしょうがないと思う。

グループホームを「住まい(住居+生活)」って考えるんやったら、制度がどうであれ行政が何といおうが、本人(および家族)が住み続けたいというんやったら、それを応援するのは当たり前のことやろ。

そういう意味では、制度によって翻弄されてきた感は否めないと思うけど、不十分ながらも訪問看護が入れる仕組みになるなど、暮らし続けていけるように応援する制度上の装備は進んできたし、そうなるように多くの人が力を尽くしてきたわな。

**小宮**　これからは、できるだけ家に居続けられるようになってくるでしょうから、認知症があっても「家に居続けたい」って思う人が何とかそうできるように、地域の事業所は医師たちと協力してほしいわ。お医者さんたちも、在宅医療に対応するのは大変な面があるけれど、そうした態勢づくりに寄与してほしい。

## グループホームの病室化

**和田**　大起エンゼルヘルプに勤めてから、グループホームから出ざるを得なくなった人が3人いる。うち2人は、透析が必要になった人で、僕には何にもできんかったわ。

もう1人は病院で胃ろうになった人やけど、単独型1ユニットのグループホームの入居者で、家族も職員も、退院したらグループホームに戻ってくることを熱望したんやけど、医療職の配置が困難なグループホームで定型的に医療行為が必要になったわけや。

だから行政に事前に相談させてもろうたんやけど「現行の法制度のもとでは胃ろうの管

理の面で訴えられたりしたら介護職員を守れないから、戻さないようにしてほしい」と判断され、戻すことができんかったんやわ。でも僕は、この行政マンの判断は正しいと思ってるで。思っているけど、「じゃあ、市民に必要な法制度を変えるためにあなたは何をするんや」って湯気が立ってくる（笑）。

**小宮**　病院には医療があるかもしれないけれど、生活がないでしょ。それに、動けないということで、どんどん悪くなる。だからやっぱり、生活がしっかりしていて、そこに必要な医療や介護が受けられるという形で何とか最期までいきたいじゃないですか。**人は生きるために医療が必要なのであって、医療を受けるために生きているわけではない**んだから。

生活がまったくないところに行って生きる意味があるのかって思うわ。

**和田**　医療は点でいいと思っていて、生きる上ではオプション活用やと思ってる。もちろん、24時間365日医療が必要な状態は別としてやけどな。

**小宮**　今までみてきた要介護状態の人たちは、24時間365日の生活が取り上げられていることによって、寝かせきりにされて歩けなくなったり、認知症も進んでしまった人が多かったわけですよね。それは生活を整えることでかなり救えることがわかってきたわけじゃないですか。そのときに、医療を受けるために生活のないところに移すことで、医療は受けられるけど、ダメージも大きい。生活を全部取り上げられることで、また寝たきりになっちゃう。

グループホームは、生活をベースにケアをするトップランナーじゃないですか。そのグループホームが早々とあきらめるのは悔しい。生きることを応援できないで、医療だけを選択するのは悲しいわ。

だけど一方で、グループホームに経管栄養などを持ち込もうとする人もいて、それもいかがなものかなって思う。

**和田** グループホームの病室化か。

**小宮** 今の病院で行われているような、高齢者に本当に必要かどうかわからない医療を、何の疑問も挟まずにグループホームに持ち込むことはいかがなものかなって思う。

**和田** 現行の法制度では難しいと思うけど、病院にいるよりはコストも安くて、1日に何度かは太陽にあたれるほうがいいかもしれんなぁ。それをグループホームが担うのか特養が担うのか、そんなことはさておき、病室やなくて居室で過ごすほうがええやろな。どっちにしても、婆さんの生きる姿が居室と病室とで違いがないとしたら哀しいわな。

**小宮** 病院にいたほうがいいっていわれたりして（笑）。

**和田** グループホームが胃ろうの人ばかりになったとしても、必要に応じて医療が受けられる仕組みがあれば、処置されている時間以外は介護職が1日30分でも車いすに乗せて陽を浴びるという、極めてふつうのことができる。

病棟の寝たきり婆さんの顔は真っ白やけど、グループホームの寝たきり婆さんは日焼けしてこんがり色なんてのも可能やな。僕はそれを目指してやってきた。

ある婆さんが脳梗塞(のうこうそく)を起こしたんやけど、入院しないでグループホームで「在宅治療」をした。点滴のとき以外はそばについてられんからほっといたら、勝手に動き回ってたわ(笑)。そのせいか、麻痺も残らなくて、周りはびっくりしてた。うちのグループホームのことをよく知っていて、入院治療にこだわらなかった主治医の成果や。

**小宮**　生活を重視した療養の場で立ち直ることってあるじゃないですか。それを思うと、グループホームで何が何でも最期までやれとはいわないけど、昔のような自然な形で死を迎えることは可能だし、そこを極めてほしいと思うわ。Ⓐ

# Q どのあたりまで情報収集すればいいですか？

認知症の人を支援するにあたって、
研修会等で生活歴が大事だとよく聞きますが、
どのあたりまで情報収集をすればいいでしょうか。
私自身、事前面接等で集めてきた情報を
十分に活用しきれていない気がします。
アドバイスをお願いします。

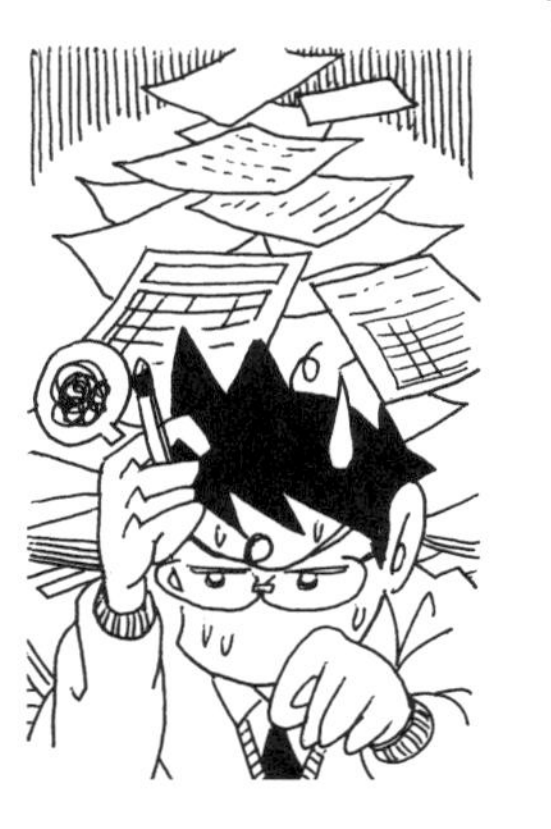

# A 気持ち悪い「CIA型職員」

小宮英美

情報収集好きの職員っていますよね。しかも、認知症のお年寄りご本人には最後まで話を聞かないのに、家族や周りの人にいろいろ聞いて、それをシートに書き込んで満足している。私はそういう職員のことを「CIA型職員」と呼んでいます。「CIA」とはアメリカの情報機関です。

**本人に聞かないのは、本人を信頼していない表れ**ではないでしょうか。本人は話せない、聞いても仕方ない、あてにならないと思い込んでいる。それはすごく失礼なことだと思います。しかも、そういう人に限って、「寄り添っています」「尊厳を大切にします」と言っていませんか。

本人に聞くことは、その人を知るためもありますが、聞くという行為を通じて信頼関係を築くことに大きな意味があります。それなのに多くの職員は、わざわざ本人のいないところで家族などに情報収集をして**シートを埋めることが目的になっていて、**認知症の人を特別視しているようです。

私たちも誰か好きな人ができたときは、本人に趣味や好きな食べ物を聞かずに、その人の家族に聞いてまわるなんてことはありません。反対に、相手が自分のことを家族や隣家の人からリサーチしていて、すべて知られていたとしたら、気持ち悪いと思いませんか。まるでストーカーですよね。そういう「情報収集マニア」はいりません。

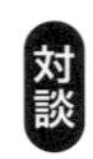

# 情報収集マニアはいらない

## 情報収集は何のため？

**小宮**　介護現場では、アセスメントが大切だといわれます。しかし、アセスメントに必要な情報収集って、警察の事情聴取みたいなのが多いじゃないですか。言いたくもない趣味や家族関係を無理やり聞き出すやり方はやめたほうがいいと思うんです。

**和田**　みんな、刑事ドラマの観すぎやな（笑）。

**小宮**　**情報収集は**事実関係を聞くことが目的ではなくて、**その人といろいろと会話をしながら関係をつくっていくことこそが本当の目的**だと思います。

**和田**　そう、それが一番大事（笑）。

**小宮**　その人の個人情報を蓄積して帳面にして持つことが目的ではないことを自覚していないと、すごく無駄なことにエネルギーを使うことになります。

**和田**　ホンマ、そこにものすごくコストがかかっている。時間も労力もみなコストやからな。例えば、入居前の事前面接ってすごく手間がかかる。アポを取って、自宅に行って、1、

2時間話を聞いて、半日かかってしまう。

それはまったくムダではないけれども、相手のことをホンマに知るのは出会ってからで、人間の関係はそっからがスタート。

**小宮** 事前に相手を決めつけたり、切り捨てたりするのではなく、そこから築き上げていくことが必要だと思います。

**和田** パンツを集めてんのやないねんから。マニアになったらあかん。パンツはちゃんと使わんと（笑）。

**小宮** えっ!? パンツを集めて使ったら変態ですよ。

**和田** そうか（笑）。生活歴、つまり情報は必要やから集めるわけで、集めるだけではしょうがない。

**小宮** シートがあるから情報を聞いてこなきゃと、家族やいろんな人に聞いて埋めていくんだけど、本人には聞かない。それはちょっと変なんじゃないかって思うんです。何よりも、話をすることで関係づくりをしているわけじゃないですか。自分の話を聞いてくれる、自分の好みや、こういう人生を送ってきたということを聞いてくれる人だって思ってもらうことが、まず信頼関係を築く基本になりますよね。そういう視点が抜けていると、周りから情報だけをいっぱい集めてきて、何でも知っているという気持ち悪いことになります。

**和田**　僕はそれを「探偵ごっこ」って言ってるんやけど、必要か不必要かも関係なく、本人ではなく周りの人から聞きまくって、それを「良し」としてる。

誰だって知られたくないことや話したくないこと、いずれ人間関係が深まってから話そうと思うことなどがあるはずなのに、そんなことおかまいなく調べまくるっていうのは、憲法違反も甚だしい（はなはだしい）ことで、ホンマは許されへんことやろ。

知らなくたって「つき合いのなかで知っていく」というのが僕らの仕事なはずや。

そやのに、小宮さんいわくＣＩＡの作業をしないと「ショートステイを受け付けない」とか「デイサービスに通わせない」っていうのは、国民が困っていることを何とかする商売をやってる僕らが言うことやないはず。おかしいわ。

**小宮**　私の仕事はディレクターだから番組づくりが仕事だけど、テレビでインタビューするときは、どこで、何をしながら聞くかっていうことがとても重要です。それによって出てくる言葉が違ってきますから。

グループホームで取材しているときに思ったんだけど、洗濯物を干しているときに話をすると、「子どもが７人もいたからおむつを洗うのが大変で……」といった話が出てくるわけです。料理をつくりながらでも、買い物しながらでも、食べながらでも、遊びながらでも、いろいろな場面で話をすれば、そういった話が出てくるんです。それをアンケート用紙を前にして「好きな食べ物は何ですか」なんて聞かれると、「え、あ、何でも大丈夫です」なんて答えてしまいがちでしょ。

アセスメントシートは必要かもしれないし、あってもいいかもしれないけど、いろんな場面を通してその人の本当の好みを知る、そして情報を得ると同時に本人を知り、信頼関係を構築する過程だということを理解してアセスメントしないとダメよ。合コンのときにアンケート用紙を持ってくる人はいないでしょ（笑）。そうやって聞く話とちがうじゃない。

**和田**　しかも腹立つのは「昔、好きなことは何でしたか？」って聞いておきながら、そのことを活かすことをしない（笑）。「ほんなら聞くな」（笑）。

情報を集めることが仕事みたいに思っていて、学者たちも含めて生活歴を取ることが大事みたいに言って、そのことなしに支援はあり得ないみたいな話になってるのは間違ってる。

**小宮**　「自分がしっかりしているうちに、好みを書いておきましょう」なんて言ってね。書いておくのもいいけれど、他の人が読んでやってくれるというよりは、職員が聞いてくれて、これからの生き方に結びつける。場合によっては、書いたときに思い浮かばなかったことを見つけてくれる。あるいは、本人も知らなかったことで、好きなことを見つけてもらえる。そういうことが大切じゃないかしら。

## 過去の世界に婆さんを閉じ込めるな！

**和田**　関わりなんや。しかも、生活歴って全部過去のことやろ。今やない。

それこそ、小宮さんの過去の情報を全部集めて、小宮さんはメロンパンが好きやってわかったら、メロンパンを食べさせておいたらええ（笑）。そんな話になってしまいかねない。

僕はその婆さんに関わって一緒にパン屋に行き、陳列しているパンのなかから選んだものを食べてもらうようにしたいって考える。それが、今を生きることを支援するってことやんな。生きることを支えるっていうのは、リアルタイムに応じられないと。たとえその婆さんがしゃべれんかってもや。

**小宮**　その場で「何が食べたい」って聞いてくれることで、自分は大切に思われているんだなって感じられるのよね。

**和田**　たぶん。それで、ほんまに手を差し出すことまでできなくなったときに、昔どんなもんを食べていたのかを家族に聞いて、それを提供すればいい。

**小宮**　「履歴書を背負って入ってこないと、うちには入れてあげませんよ」みたいなこと言われても、それは違うよね。

**和田**　情報がないと本当に婆さんと関われないかっていうたら、そんなことは全然ない。

むしろ、情報がないぶんだけ「知ろう」と思ってたくさん関わるやろな。それがめちゃ大事やし、先付け情報がないぶん先入観がないから「この人はこういう人だ」って決めつけへんしな。

**小宮** それに家族って意外と知らないもんね。以前、父に、死ぬ前に10回好きな物が食べられるとしたら何が食べたいかって、私、母の目の前で聞いたんですよ。そしたら「てんぷら」って言ったんです。母は父が「てんぷら」が好きだったなんて全然知らなくてびっくりしていました。家族だって相手の好みに気づいていないことも多い。だから、家族から聞いたといって正しいと思い込まないことも大事よね。

**和田** 知ってるようで知らんもんや、わからんもんやて。

**小宮** 昔好きだったものしか好きにならないかといえば、そんなことありません。新しいものを食べたときに好きになるかもしれないしね。

**和田** 生活歴マニアによって、過去の世界に婆さんは閉じ込められてるからな。

**小宮** 以前つくったドキュメンタリーで、着付けができるおばあちゃんにグループホームで着付けをやってもらったら、認知症だったけれども、目の色が変わって、とても生き生きとしました。そういうのはやっぱりいい関わりかなって思うけど、そういう情報がなければ関われないというのは、コミュニケーション障害じゃないかしら。

**和田**　事前情報がなければ関われないなら、だーれも友達の関係になんかなれへん。

人間は事前に情報がなくたって、出会ってから情報を得て関係をつくっていく生き物やからな。関係をつくる前に探偵を雇って調べ上げてからつき合うやつなんかいないやろ。いたとしたら、そっちのほうが「普通やない」。

とにかく、この業界に誰が持ち込んだか知らんけど、ありとあらゆる情報を集めたがるから困ったもんや。

**小宮**　そういう人いるわね。集めてきた情報をパソコンに打ち込んで束にすると、なんか仕事したと感じてしまう。

**和田**　そうそう。

それでどんなふうに使われているかと、あらためて考察したら、ちっとも使われてへん（笑）。

本当にバカくさいというか、何なんやろな。

ローテーションで複数の人間が関わる以上「婆さんのことを語り合うこと」は必要。

記憶は曖昧（あいまい）やから「記録にとどめること」は必要。

記憶や記録からその人の「今の状態像を共有すること」も必要。

状態像からその人への「手助けとして何が必要か、どれだけ必要か、いつ必要かを明らかにすること」も必要。

ただ、それってすべて過去の情報に基づくもので、生きている人はまさに今を流れるように生きているわけで、その流れに沿って「策をとる」ことが一番求められることやし、先を予測して今を支援する力が一番大事なことやからな。

「過去の情報」はあるにこしたことはないし、過去の情報を持ち寄り（読み語り合う）、過去の策を検証し（合い）、そういった知恵を寄せ合うことで、支援者である個々人と支援者チームである職員集団が「支援力」を蓄積することにつながるから情報は絶対に必要や。

でもそれも、生きている人からの流れる情報を評価（アセスメント）し、そこから必要な策（ケアプラン）を導き出すための蓄積でないとな。単なる情報収集者になってしまう。その人のことを聞いたら何でも答えられるのに、ちっとも支援できん介護職になったら本末転倒やろ。よくある話やけどな。

## 第一に本人に聞く

**小宮**　何回か「本人が望む生活を支援するときに、何をしたらいいんですか」って聞かれたことがあるんですよ。そのとき共通して感じたのは、職員たちがご本人のことを何も信じていないということです。認知症だからもう無茶苦茶になってしまっているんだって感じて、本人に聞けばいろいろな人間関係が成立するとも思っていない。介護職自身が無茶苦茶なことをしているから、認知症の人が変になっているとは一切考えません。

**和田**　今までの介護って、ケアする側に合わせさせてきた。入居系の介護施設なんかでも「朝食ができたけど起きますか。どうしますか」って聞かへん。「朝食だから、起きてくださ い」ってやってきた。なんでかなって考えると、「確認しても、あとで食事を提供できる仕組みがない」からで、確認する意味がないし、ウソつきになってしまう。だから有無を言わさず確認しないで起こしていく。そういうことがいっぱいあんねん。

例えば、10時から体操の時間だったとすると、「体操に行きますか?」って確認することもなく、ホールに入居者を拉致して連行する。選択権を与えないことが普通になってしまってるやろ。

**小宮**　おばあちゃんたちもあきらめているしね。

**和田**　きっと「しょうがない」と思ってるわな。だからこそ、**僕らはいい意味で「懐疑的な介護職」にならなあかん**と思うねん。「ありがとうって言ってくれたけど、そんなはずはない」「ニコニコしているけどホンマかな」と思えることが大事かなって。

**小宮**　アセスメントシートに「できない」って書いてあるけど、本当かなとかね。

**和田**　僕は、情報はとても大事だと思うし、アセスメントシートだっていいと思うねん。

でも、「何のためにか」やな。ほとんどが「行政の指導対策のため」（笑）など、形式的になっている気がする。

なんでそう思うかっていうと、ほんまにきちんと生活の隅々に至ることまでアセスメントをしていたら、きっとアセスメントはきちんとできてたとしても、婆さんに関わる時間がとれへんってことになるやろからな。

介護計画を頭に入れて婆さんに関わったとしても、婆さんとの関わりはその情報の範疇（はんちゅう）になんかおさまらへん。しかもそもそも人は変化する生き物やし、認知症って進行性やから。その時々の情報に応じて手だてをとらないと間尺（ましゃく）に合わへん。

ただし、婆さんを「規格に合わせて生きさせる」なら別やけどね。

**小宮**　結局、情報や言葉を集めるだけじゃ本末転倒ってことね。

**和田**　そう。この質問者の問いにすべてが入ってる。

「情報を活かしきれていない」って「必要だからとったんでしょ」（笑）って話やんな。

しかも、自分たちに都合の悪い答えは抹殺していくわけよ。たとえば、本人の希望で「家に帰りたい」と言ってたとしても、それは無視。応援できる手だてがないなら、最初から希望なんて聞くなよって思ってしまう。応援できる可能性があるから「どっちにする？」とか「どうする？」って聞けるわけやから。僕なんか「こうしたい」とか「ああしたい」

と言われたら「何とかせなあかん」って考える性質やから、最初から選択肢がないことには踏み込みたくない。

**小宮**　在宅に面接に行ったとき、本人に聞けばいいじゃない。

**和田**　うーん。本人に会ってるのかな？　僕は会うけどね。まず本人に名刺を渡して、それから家族に渡してるしな。それから「いろいろお話聞かせていただきますが、あやしいもんじゃないんで」とかなんとかを入り口にして、場合によっては「役所からきました」とか言って、本人が一番受け入れやすいやり方に変えていく。とにかく、まずは本人に聞く。それで、ちょっとこれは本人に聞くとまずいかなどうかなってところだけは、家族の方に別に聞く。

**小宮**　本人からすれば、自分の好みや自分のことを聞いてくれるのは、信頼関係に関わることじゃないですか。

**和田**　やっぱり、それなしにはエッチできないよな。

**小宮**　なんという例を持ち出すの（笑）。

**和田**　やっぱり、女の子とエッチするには努力が大事だよね。女の子の情報を親や周りから聞いたって、エッチはできひん。そこをわからんとあかんわな。本人と関わり、イエスが出て初めて前に進めるわけやから。その作業をせずに関わるということは、ほとんど強姦(かん)状態みたいなもんで、怖いのは、それが手順だという話になっちゃっていること。

**小宮** 本人に何も聞かないで、なんでサービスできるんだろうって思っちゃう。

**和田** 極端にいえば、そのこと抜きに尊厳も人権もないわな。

**小宮** 和田さんをアセスメントしたら、「今まで3回も結婚していて、8人（本書発売の頃には9人）子どもがいて、ここでもいろんな婆さんに声をかけるかもしれないから要注意」なんて調べあげられるわよ（笑）。

**和田** ケアプランに「本人から目を離すな！」みたいな（笑）。テーマとしてはすっごく面白いと思ってる。今、本人の生活歴を知って支援すべきだってお題目みたいに唱えてるけど「生活歴ありき」になってる。ホンマにそのことが必要なのかどうかは、どっかで一回考えてみんと。

ただ、偉そうに言ってる僕もアカンとこがあって、デイでもグループホームでもショートステイでも、利用するにあたって本人がまったく見たこともないところへ平気で連れてこようとすることやね。

**小宮** 本人に聞かないで家族にだけ聞くってのはもってのほかだと思います。本人には必ず聞いて、不確かなところや本人に聞けないことを家族や周囲に聞いて補足する。そして、専門的なことを専門職に聞く。第一に本人に聞くのをすっとばすのはよくないよね。

**和田**　そうやな。その話に尽きるかな。まぁ、どうしても本人に聞けないときでも、ごあいさつくらいしないとな。

**小宮**　言葉をなくしても、いろいろな方法でコミュニケーションはとれるからね。

**和田**　最後にもう一つ言わせてもらいたいのは、事前情報として聞くのは、その人のことを応援するためやろ。ところが、事前情報を聞いただけで「お受けできません」って断る連中がいる。だったらパンフレットやホームページに「こういう人はお断り」って書いとけよ。介護保険法には「提供拒否の禁止」が謳(うた)われてるんやけど、事業者の事情ですべてを決められるっていうのはおかしい。

**小宮**　嫌いな人は受け入れませんでは、プロとは言えませんよね。

**和田**　しかも、見えないところの情報までとるのは、見えないところまで見て（知って）、それをその人の支援に活かすためやろ。どういうことかっていうとな、脳を含めて身体のなかのことって介護にあたる僕らが、本人のことを眺めていてもわからへんやん。だから、それを知りたいわけやけど、知りたくて知ったんならそれを活かして、しっかりつき合えよってことや。

それを知っているにも関わらず、そのことによってさまざまな状態の変化が起こったら、施設から放り出す連中がいるんや。ある原因疾患にともなって認知症という状態にあるからこそ起こっていることに対して「これでは面倒見きれません」と、〝認知症対応型〟を標榜（ひょうぼう）するデイサービスやグループホームから放り出す連中が後を絶たへん。しかも腹が立つのは、その人たちを別の同業者が支援にあたるってとこや。

**小宮**　認知症の人を受け入れるから報酬をもらっているのに、「認知症が重いから受け入れません」っていうのはおかしいですよね。

**和田**　「こんな人、面倒見きれません」って放り出すのも、介護保険法によって事業を営む事業者であり従事者。その人を「何とか支援しよう」と立ち上がるのも同じ法の下で仕事する同業者やから、お上から入ってくるお金（介護報酬）は同じや。つまり、国民のために努力するやつにもしないやつにも、同じように公金が使われる仕組みはおかしい！って思うねん。逆に「客がいなくなる＝収入が減る」からと抱え込んで不適切を強要するのもあるやろし、難しいとこではあるけどな。まぁ、国民が賢くなって選択していけばいいってことなんやろけど、はびこるからなぁ。

全国各地で真っ当にやってる連中もいっぱいいて、そういう連中のところは人手を基準以上に厚くしたりするから経営的にも厳しくなる。そこがまた腹の立つ矛盾や。

**小宮**　認知症でも「軽い人しか受け入れません」と言うなら、軽い報酬をもらうことにすればいいのにね……。

## 僕らの仕事は確認する作業

**和田**　随分前のことやけど、ショートステイの面接のときに、まったくの寝たきりの爺さんがいて、家族はぎりぎりのところまで介護していて、ショートステイを利用することになった。娘さんにいろいろ聞いたら「うちのお父さんはね、昔は民謡が大好きでよく歌っていたけれど、ここ十何年聞いたことがない」って言うんや。

それで、本人に会いに行って、「爺さん、爺さん、和田って言うんだけど、こんにちは！」とか言っても、うんともすんとも言わないの。でも、いろいろ僕が一方通行的に勝手にしゃべってタイミングを見計らい、ゆっくり民謡を歌ったの。そしたら、その爺さん口を動かして、かすかに声を出したんや。一番びっくりしたのは家族。僕はびっくりしなかったけど、家族がすっごいびっくりして「和田さ〜ん！！！」って。娘さんにそのとき言ったのは「あなたは家族だから『できないと固定的に思っているだけ』で、僕は専門職だから、できるかできないか、本人に直接確認しただけなんだ」と。

僕らの仕事は固定的に物事を見るんじゃなくて、本当にこれはどうなのか確認する作業が必要で、確認しなかったらわからへん。目に入ることや聞いたことだけでは判断しない。

僕が関わることで、話せなかった婆さんが歌を歌ったり、歩けなかった爺さんが歩けるようになったという経験をたくさんしているけど、それは僕がすごいんじゃなくて、本人がそういう力をもっていたということなんや。

**小宮**　家族じゃなくて、和田さんという他人が関わったこともよかったのかもね。

**和田**　僕らの仕事は「取り戻していく」ことだから、本当に取り戻せるのかダメなのかに賭けていかなあかん。僕らの仕事で一番ダメなのは、固定視すること。自分で確認できてないことを固定視することが最もダメなことやな。だから、事前情報を取るのもアセスメントするのもいいけど、それを固定視するために使ったら何の意味もないわけよ。

**小宮**　手かせ足かせになるくらいなら、むしろないほうがいいわけね。

**和田**　直接、ダイレクトに会って、歩けるかどうか確認する。それはすごく時間がかかることもあるけれど、素人とは違うものをみせていく。事前情報を集めて固定視して「この人はこういう人だからこうしよう」っていうだけだったら、素人でもできる。

**小宮**　まず本人に聞く。それから家族や医師からいろいろ聞くのもいいけど、それに縛られて、本当はできることがあるのに、いろいろ聞いていたことが原因で逆にできないと思い込んでしまうという危険を避けるために、自分でもっと関わりながら、その人の力を見極めようじゃないかってことよね。

**和田**　そこは貪欲さやね。小宮英美の本当のことを知りたい！　見えないけどパンツは何色をはいてるんやろかとか（笑）。こういうことが僕らの仕事ですごく大事だと思う。だって人間相手だから。機械相手だったらいいんだけど、人は変化する生き物やから、常に知っていく努力をしていくということやね。

**小宮**　どこまでいってもパンツなんですね……。ま、和田さんだから仕方ないですけど。

最後にひと言、利用者の立場でいえば、入所した後でも、例えば1年に1回くらいは、認知症の人ご本人に、今の生活で希望することや嫌だと思っていることを、あらためて聞いてほしいと思いますね。ゆっくり話せる1対1の関係で。そうしたら、遠慮深い人でも「こうしてほしい」「これは嫌だ」って言える場合もあるはずだから。Ⓐ

# Q 徘徊を防ぐ対策としては、鍵をかけるしかないでしょうか？

私が働くグループホームでは、先日入居者が行方不明になりました。近隣を探しましたが見つからず、翌日、警察に保護されました。やはり鍵をかけるしかないのでしょうか。今後の対策として何をすればいいでしょうか？

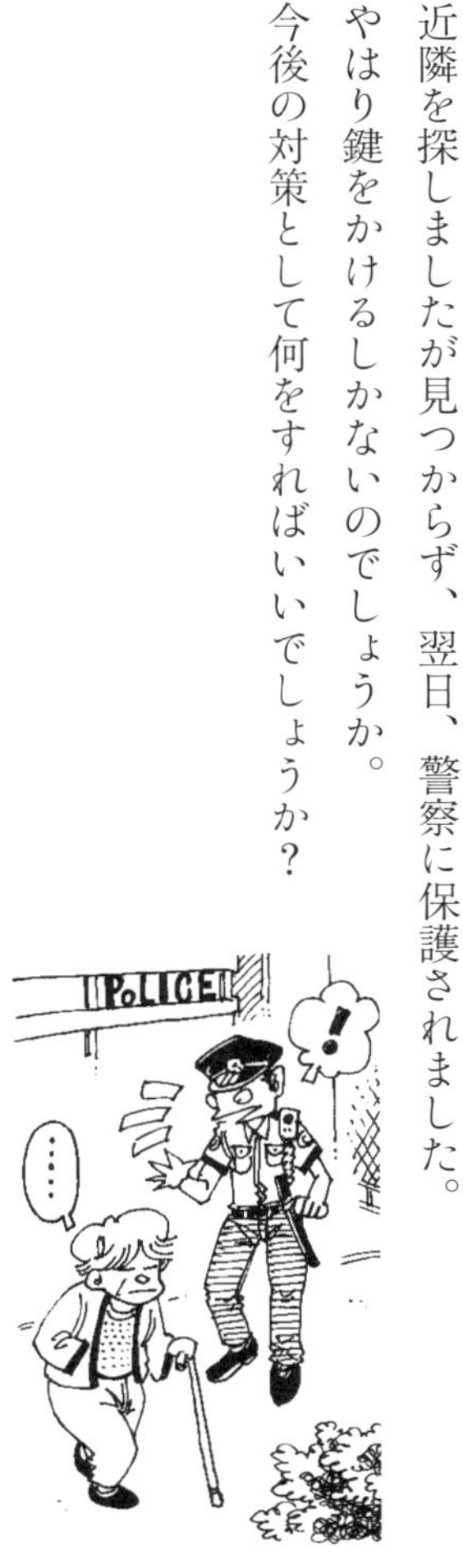

# A 大いに議論が必要な国民的課題

和田行男

## 自分の意思を行動に移せるのはステキなこと

鍵をかけて閉じ込めるかどうか。その前に考えてみてほしいことがある。

人にとって「自分の意思を行動に移すこと」「移せること」ってどういうことかを考えると、人が人として生きていくうえで「かけがえのないステキなこと」ではないだろうか。

生まれたばかりの僕らは意思をもっていたとしても行動に移す能力がなく、自分以外の人の意思に逆らえなかったが、やがて移動する能力を得ることで、どんどん意思を行動に自由に移すようになる。大人になるにつれて社会に合わせ他人と協調しながら生きていくようになるが、それでも「自分の意思を行動に移せるステキさ」を失うわけではない。また、この国は「移せる国」でもあり、意思を行動に移すことが抑圧された国を見聞きすると、「日本に生まれてよかった」と思うのではないか。

しかも子どもから大人へと成長するにつれ、自分の意思を行動に移し「やり遂げられること」が増えるが、それもこれも脳のおかげであり、認知症の原因疾患は「その脳」を壊すのだ。

つまり認知症というのは、自分の意思を行動に移すことができたとしても、やり遂げることができなくなる状態であり、その状態になったからこそ他人の支援が必要ということで、その状態は、24時間365日の「いつ」「どこで」「どんなこと」で支援が必要になるかわからない状態でもある。

まずこのことが支援する側の「安全」や「安心」という前に考えなければならないことだ。

そのうえで「支援とは」を整理すると、「自分の意思を行動に移すことができるようにすること、やり遂げられるようにすること」であり「自力で安全を確保することが難しい状態にある人への安全の確保をすること」で、そこから介護事業における支援策を俯瞰すると、一人の人に一人の職員が四六時中付き添えるなんていうことからはほど遠い現状にあり、本人の意思に添えない、添うようにすればするほど安全から遠ざかり「リスク」が高まるということだ。

しかも仮に付き添える状況にあったとしても、本人が付き添ってもらいたくないと思えば〝おせっかいな話〟で、職員に気付かれないように施設を抜け出すのも、付き添ってきた職員を振り払おうとするのも、人として当然の行動である。

いや、そもそも自分の意思でグループホームに入居したのではなく入居させられ「拉致・監禁状態」におかれているのだから、抜け出そうとするのも当然と考えるべきである。

質問者の「行方不明」という言い方も支援する側の言葉でしかなく、本人にとっては「意味や目的をもった行動」なのだ。

## 社会福祉は「人権」「尊厳」との戦い

ただ介護事業者・従事者や家族にとっては迷惑な話であり心配事であることも事実で、目的地にたどり着けない・引き返せない本人の心模様を考えると、つい「施設から出さないように・出られないようにする」のも、わからない話ではなく、必然的なことだとも言える。

だから僕は、鍵をかけて四六時中閉じ込めている事業者・従事者に対しては「わからなくはないが」と前置きをしたうえで、社会福祉の仕組みは、そもそも「人権」「尊厳」との戦いであり、方策も考えず力を尽くすこともなく「人を鍵かけて閉じ込めて平気でいること」に対して問題を投げかけてきたし、同様に家族に対しても「リスクはいっぱいありますが、一緒に最期まで人として生きていけるように応援しましょう」と呼びかけてきた。

家族も、行政マンも、僕ら事業者も、そこで従事する職員も、医療関係者も、地域住民も含めて、誰もが認知症という状態になった人に対して「十分なことをしてやれない」なかで、リスクを背負いながら覚悟を決めて「鍵をかけて閉じ込め行動を抑制する」「縛り付けて動けなくする」「薬を飲ませて動けなくする」など、人にとって一番大切な「意思を行動に移すことを奪いとらないように」どこで折り合いをつけるかであり、その向こう側で「亡くなることもある」ってことだ。

介護保険事業の目的が「尊厳の保持」であり「有する能力に応じ自立した日常生活を営むことができるように」、つまり「人として最期まで生きていけるように」をコンプライアンスとしている。僕は、それが「日本の介護の革命」だと思っているし、この仕事にプライドをもつことができ誇りを感じているのは、そこにある。

「いくら認知症があるといったって人権があるからね。閉じ込めておくわけにはいかないよね」と、施設から外出されていなくなり、捜索してくれた警察官が語ってくれた言葉や、「死ぬかもしれないボクシングをすることを止めさせる権利は誰にもない」と、行方不明者呼ばわりされて警察官に保護された直後に語った認知症の人自身の言葉の重みを、僕ら介護事業者・従事者は受け止めなければならないのではないか。

大いに議論していかねばならない国民的課題である。

## 考え抜いて折り合いをつける

こうして基本的なことを整理したうえで、次の2枚の写真を見てもらいたい。

写真1は、施設の廊下や居室にカメラを常設し、それをスタッフルーム等でモニターしている光景だ。行政が設置を進めてきたこともあり、全国各地の施設で見られたのではないか。これに違和感をもつ人は多い。

写真2は、グループホームの玄関先で雑誌に目を通している入居者よし子さん(仮名)の光景である。おそらく誰が見ても「違和感のない光景」ではないだろうか。

この2枚の写真に共通していることがあるが、それはどちらも「行動抑制・監視」の光景だということだ。

「えっ、写真1はわかりますが写真2がなぜ?」と思われる方もいるだろう。これには説明がいる。

職員は僕1人。ホーム内にいる入居者は5人。よし子さんが座っている後ろ側が僕のいる事務室。僕は事務室で仕事をしていたのだが、その状況のなかで、よし子さんが玄関から出て行かれた。

玄関を出入りするとチャイムが鳴るので、事務室の窓を開けると、よし子さんが立って

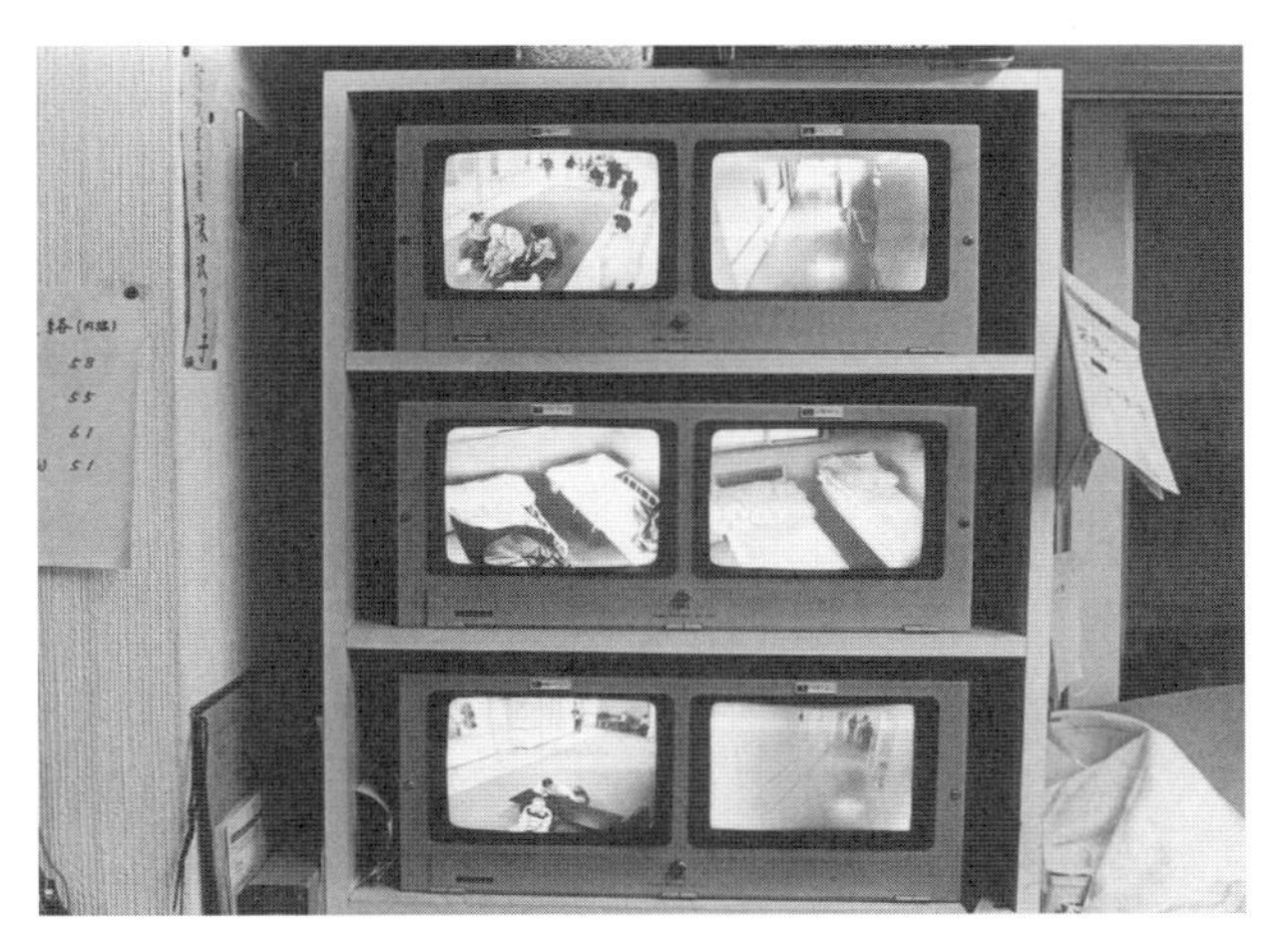

写真１　（写真家　田邊順一氏撮影『認知症の人の歴史を学びませんか』より）

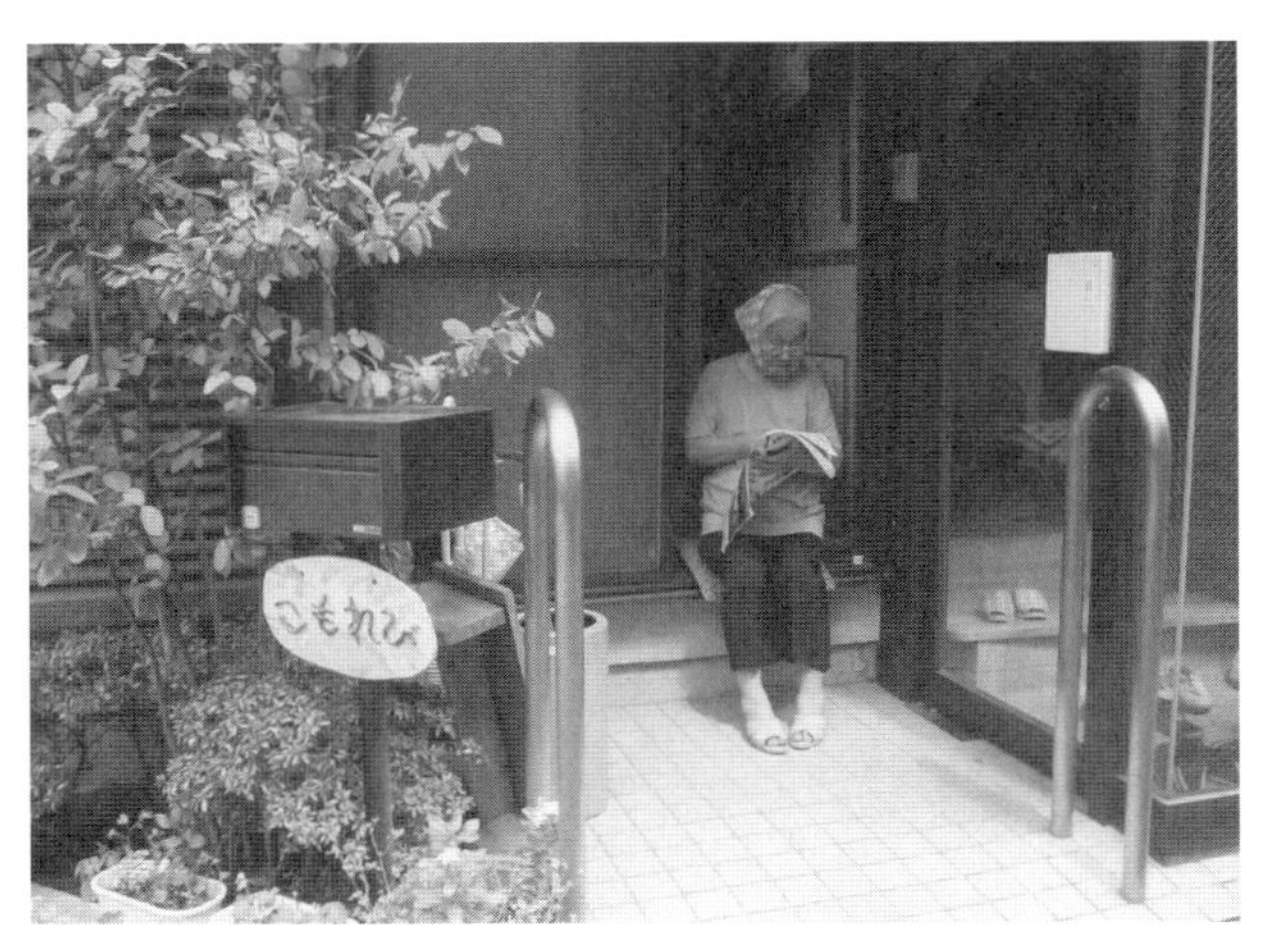


写真２　（和田行男撮影）

おり、「どちらへ」と聞いた。

「帰るんだよ」

「そうですか、気をつけてお帰りくださいね」

と口では言ったが頭の中は「絶対に帰してなるものか、そのために何をするか」とフル回転。

「そうそう、よし子さん、これを見て」とよし子さんに雑誌を広げて見てもらった。雑誌は若い子が見るファッション誌だ。

雑誌のなかのとびきりカラフルな洋服を着たモデルさんの写真を見せると、じっと目をやったので「ハイ」と差し出した。するとよし子さんは雑誌を手に取りじっと見始めた。よし子さんの足が止まったその間に、事務室の奥から座布団をもってきて「よし子さん、そんなところで見ないで、ここに座って見たら」と声をかけると、よし子さんは座った。なぜ、よし子さんにファッション誌を持っていったかというと、よし子さんはとてもファッション系に興味をもたれる方で、なかでもカラフルなものは大好きだということを僕は知っていたのだ。

つまり、鍵をかけてモニターカメラで監視しなくとも、とれる方法はあるということだが、それでも「行動を抑制し、監視下におく手立て」という意味では、どちらも同じことをしていることに変わりはないのだが、大事なことは「本人がどう感じているか」である。こればっかりは予測でしかないが、鍵をかけて閉じ込められているよりは、写真2のよし子さんのほうが「閉じ込められている感」や「抑制されている感」はないのではないか。

人は「意味や目的をもって行動する」が、「意味や目的の重たいほうに行動する」。つまり、家に帰ろうと思って行動しても、それよりも重いことがあれば、そちらに行動を変えるということだ。

仕事が大事だと思って仕事をしている人も子どもが危篤となれば、仕事を止めて子どものところに向かうだろう。でも歌舞役者なら、務めが終わるまでは舞台を離れないのではないか。

鍵をかけて閉じ込める前に、その入居者にとってホームに留まる意味や目的を実感できるようにするのが僕ら専門職の仕事であり、それを追求することもなく力を尽くすこともなく、安易に閉じ込める・薬を飲ます・縛り付けるといった「行動抑制・行動制限の道」をとるのは素人でもできることであり、人として生きていけるように支援する介護の専門職としては、この国の人（あなたに、僕に）に保障された基本的人権をいかように考えているか、疑問だらけである。

こんなことをいう僕でさえ、夜間帯は鍵をかけさせてもらうが、僕は「人が人の意思とは無関係に閉じ込めるのはそれはおかしい」と常に思っているし、そのうえで現行の仕組みのなかでは「しょうがない」と折り合いをつけている。

質問者も、皆さんも、折り合いをつけるためにしっかり考えてもらいたい。

対談

# 「徘徊」している認知症の人はいない

## 行方不明と言っているのは誰？

**和田**　奈良で若年性認知症の人たちの支援を展開している仲間のところで、ある人が「デイケアに行きたくない、施設に入りたくない。だけど家族は見放して、一人暮らしは難しい」ので、仲間たちが住まいを提供して、訪問介護なんかを使って支援してた人がいたんや。その人は1日3時間くらい毎日散歩に出かけることができていたんやけど、ある日帰ってこなかったんや。僕らも捜索の応援に行ったけど、結局、その翌々日だったかな、河原でぶらついているところを警察官に見つけてもらった。

ここまではよくある話かもしれんけど、そのとき警察官が保護しようとすると、「何をするんだ！　俺はここで草刈りの仕事をしてるんだ。これが終わったら家に帰ろうと思ってたんだ」って訴えたんだって。

僕らは、「行方不明だ、大変だ、捜索だ、保護だ」ってわめいてるけど、それを行方不明と言っていいのかいなと。

**小宮**　誰が『行方不明』と言ってるのか、誰が困っているのか、ってことだよね。認知症について、世間はまだ理解がないから、本人の意思を尊重するというような考え方はなかなかしてくれませんよね。認知症になったとたん、本人の主体的な判断は一切信用できないものになり、どんな人でも外出すること自体が「危険なこと」と受け止められてしまう。この場合、本人は外出したいと思っていて、特段家に帰らなくてもいいと思っているわけだから、警察官に捕まえられそうになったら不満で怒るでしょうね。

**和田**　「徘徊ＳＯＳネットワーク」ってあるやろ。あれって本来は、いなくなった、行方がわからなくなった人を見つけるためにあるんじゃなくて、認知症になっても安心して歩けるための支援策やろ。

**小宮**　ＳＯＳネットワークがあるから、安心して外出できますよ、万が一の時はみんなが気を配ってくれるという仕組み。なのに、「認知症の人は、世間の迷惑だから外出しないでほしい。外出してしまった時は、捜索して、逮捕」みたいな理解をされるとつらいですよね。

**和田**　本来は、人と人があいさつを交わすなど、人に関心を寄せる社会があって、そのなかで、「おや、道に迷っていそうだな」と思ったら、あいさつだけでなく「どないされましたか」と声をかけ支援する。そんな社会のありようを目指してるんとちゃうかなと思うんやけど、それを「徘徊ＳＯＳ」にしてしまうと、「問題対処の方法」に映ってもったいないやん。しかも本人にとっては徘徊やないしな。まずは、そういうことを整理するべきやと僕は思うねん。

**小宮**　実際、私が取材した例でも、ある認知症の女性は毎日家から出て散歩するんだけれども、本人は「角のお店の男の人が面白い人なので、話しに行くのが楽しいの」って言っていました。その町では近所の人たちが気遣ってあまり長い時間帰ってこないと、近くを探したりしていましたけれど。普通の町だったら、これは徘徊という「事故」になりそうですね。

**和田**　うちのグループホームで、入居者がホームから出て行かれ行方がわからなくなったという事故報告書があがってきたんやけど、それが使えると思ったから研修の討議材料にして、参加者にグループワークで話し合ってもらい対応策を考えてもらったんや。するとな、ひと言でいうと「より注意を払う」ってことになるわけよ。僕は、「この婆さん、職員の力量を上回る能力があるって考えないの」って投げかけたんやけど、みんな「?」。

つまりな、**職員の監視の目をくぐり抜けて出て行く婆さんの能力をまずは認め、そのことを前提に物事を考えていかないと**「より監視を強めよう」ということにしかならへんやろなって。

**小宮**　ははは。和田さんらしいですね。そういうこともあるし、何より「徘徊」が起きるときは、その場にいることが「イヤだ」とか、「面白くない」とか「外は天気がいいからうちの中にはいたくない」というような、本人の立場からみると当然だということも多いよね。

**和田**　そう、いたくなかったんですよ。そういうことを考えないから「注意強化＝監視強化策」にしかなんないねん。

**小宮**　でもね、施錠するというとき、家族だったりホームの人たちは、中にいてくれないと自分が大変だから施錠するわけじゃないですか。本人がその中にいることがすごく嫌だった場合、24時間365日、中にいろっていうのはやっぱり間違ってるよね。

## 監視下から外れた時に行方不明は起こる

**和田**　そやねんけどな、認知症という状態になった人が僕の前に来たら、僕は絶対監視下におくし、職員にもそれを求める。

僕が言う監視っていうのは「見張る」ってことよりも「自分の範疇におく」っていう意味やねんけど、それしか手がないねん。僕らみたいにフリーに生きてもらえるわけやない。

ただし、施錠して閉じ込めるなんていう子どもでもできる監視策は極力とらないで、本人は監視されてると思わない監視の仕方をするけどな。

だから僕はいつも自分のなかでは、監視下においているってことをちゃんと意識して、それは人にとってはとても嫌なこと、ひどいことをしているってちゃんと心得てるで。

**小宮**　それって、話が少し極端に振れてない？　もしホームの問題だとして、その人が出ようとするっていうのは、外に出たいんだから、若干はその人の希望を受け入れて、外に行かれるようにしようって考えるのがまず最初じゃないですか。

**和田**　こういう話はイチかゼロで、結局は、認知症になると認知症じゃない時とは同じようには生きられない。生きられるような支援策がないわけや。それなのに「尊厳」だとか「人権」だとか「人として」だとかが飛び交うわけやん。そんななかで、認知症にあっても人として生きられるように支援する職業人として僕ももがいてるわけや。

僕はグループホームでも24時間鍵をかけたくないわけや。鍵をかけて「人が人を閉じ込める」なんてことをしたくないねん。僕も小宮さんも他人に鍵をかけられて閉じ込められるなんてことはないわけやから、それが僕の基本。

でもな、そんなん無理。婆さんが好き勝手に出ていけるグループホームにしたいけど、認知症って社会的に「よくない」出来事が起こる・起こす可能性の高い状態やから、そのことを思うと、そうはいかん。

そのことに誰もの合意があればいいで。でもこの国ではそうはなってない。例えば、うちの入居者が車に轢かれて亡くなったとするやん。本人、家族、僕ら事業者、役人は「しょうがない」と思えたとしても、轢いた人は問われるやん。だからやっぱりせめて監視下におかせてもらって、そのうえでフリーな時間をもつとか監視を緩めるってことに挑んでるだけや。

僕がグループホームでの実践で取り組んだことの一つが、僕が泊まり勤務の時は24時間鍵かけないってこと。でもな、ある時起きていられなくて、ちょっとウトウトしてしもうたんや。そういうときに限って婆さんが出て行くんやな。明け方に早出勤務で出勤してきた隣の病院の看護師さんが「和田さん、おたくの利用者さんだと思うんだけど」と言って連れて来てくれたんやわ。

結局、自分たちの監視下から外れた時に見当たらなくなることを行方不明というわけやろ。どういう言い方が正しいかわからへんけど、徹底的に監視下におけない限りは「行方不明」は起こる。だって自分の意思で行動してんだもん。

**小宮**　でもそれはさ、たとえ家族と一緒に住んでいたとしてもそういうことは起こるし。私はそれだからって、その家族がそれを避けるために、とにかく全部鍵閉めて、場合によっては一つの部屋から出ないようにするみたいなことをしてまで、外に出ないようにするのがいいのかっていったら、それはちょっと違うと思う。

一緒に暮らしていれば、生活のパターンがわかってくる。その人は何時ぐらいになると外に出ようとするとか、買い物に行きたいとか、外に出てたばこを吸いたいんだとか、人恋しくなって誰かに話しかけようとするとか。そうしたらそのパターンを理解して、できることは取り入れる。ホームにいても、本当はいろいろな対処の仕方があるのに、あまりにも乱暴に鍵をかけるかかけないかという話にすっ飛んでしまうのは、プロっぽくないって思うのね。

外に出たいっていうのも、先回りして、毎日みんなと一緒に買い物行って、「予防的に」外に出ることがあれば、やみくもに外に出たいとは思わなくなるかもしれないから、前段階でできることもある。だからといって、全部完璧に防げるかっていったら、そううまくはいかないこともあるとは思う。でもそれは例えば私たちだって、外を歩いたら交通事故に遭う危険性がある。後ろからダンプが突っ込んでくるかもしれないとか、いろんなことがありますよね。死ぬ危険性はゼロではないんだけども、だからって、外に出るのを全部やめようとか、車に乗るの危ないからやめようという判断にはならないわけだから。外出して死ぬのを避けるために、極端な対応をするというのは、本末転倒だと思う。

**和田**　そこがなかなかな、難しいのは難しいんやわな。認知症の原因疾患によっては「常同行動」なんていうのもあるしな。

**小宮**　難しいのは難しいと思う。でも私思うけど、よくシーズンになるとおじいさんおばあさんが山にキノコ採りに行って、そのまま帰って来ませんでしたという話があるじゃないですか。それって、なかには認知症の人もいると思うのね。やっぱり昔から人間はそうやって生きてきて、死んできて、完璧にそういうことを防ぐのは難しいと思う。かといって、外出したからといって、全員が事故に遭うわけでもなく、事故に遭うのは一部の人ですからね。

## 保険のような社会全体での仕組みを

**和田**　さっき言ったように、外を歩くことによって交通事故の加害者だとか、例えばうちの近所でいったらね、植木をちぎられる被害者とか、道路でウンコされる家の人とか迷惑を被る人がいるのは確かなんだよ。

**小宮**　ウンコとか植木をちぎるとか、そういうのは謝ったり掃除したり、そういうことでやっていくよりしょうがない。ただ、交通事故の加害者とか、よくある列車事故の話とか、そういうのについては、やっぱり**社会全体としてリスクを引き受ける仕組みが必要**で、金銭的な補償とか保険のようなものが大切だと思う。関係者が保険料を支払って、それはあまり高額じゃないと助かるけれども、認知症になった人が外を歩いて、そのことで他人に大きな損害を与えてしまった場合に損害賠償する機能をもつ保険みたいなのをつくってほしいと思うのね。

愛知の列車事故※の話でも、判決を受けて、「認知症の人と家族の会」の人たちが「名古屋高裁判決に対する見解」を出していましたが、「家族はどうすることもできなかった」という気持ちになることはわかるけど、だからって損害を与えられた人たちに、全部我慢しろっていってもそれは無理だと思うんですよね。もちろんそれで、「認知症の人と家族の会」の人たちも「社会的な仕組みをつくってほしい」と言ってるのだと思うけれども。

以前、同じような事件があったとき、認知症の人が外出して列車事故に遭って、列車を止めて損害を与えたのは、老人ホームに過失があったってことにしないと保険が下りないという話を聞いてびっくりしました。自分たちは過失があったと思っていなくても、過失があった、要するに閉じ込めとかなければいけなかったということにして、お金を出して

※ **愛知の列車事故**…２００７年12月、愛知県大府市で認知症の男性（当時91歳）が電車にはねられ死亡。ＪＲ東海が男性の遺族に損害賠償を求めた訴訟の控訴審判決で、２０１４年４月24日、名古屋高裁は妻に約３６０万円の支払いを命じた。

もらって賠償しましたみたいな例もあったんですね。だけど、それってよくないと思う。過失だから払うんじゃなくて、やっぱり社会全体で救済する仕組みをつくってほしいと思います。それに介護職が家族に「閉じ込めなかったのは過失だ」なんて言われて賠償を求められるなんてことも絶対なしにしてほしい。

**和田**　僕はこの仕事に就いて27年なんやけど、一番最初に入職した特養からずっと「日中までも施錠して閉じ込める」っていう経験をもってないねん。外に出られたら本人に頼まれてもいないのについて歩く、ストーカーのようにつけ回す、探し回るってことばっかりやってきた。

そうしてきて思ったのは、僕がドライバーで、認知症の人を僕が轢き殺したということになったら、「なんで認知する能力がない人を外に出したんだ」「認知する能力がないことがわかっていたにもかかわらず外に出して、それを轢いた僕だけが責められんのはおかしいんじゃないか」と訴えたとしても、それは通る話だなと。

小宮さんが言ってる保険にしてもそうやけど、「認知症になったって人として生きていくことを支えるんだ」「尊厳だ」「人権だ」っていう勢いでこの国はやってるんやから、**社会全体の合意をちゃんと整えていくことがすごい大事**かなと思う。なんか僕ら現場のもんとか、家族とか、いち市民だけが背負っていかなあかんっていうのは重すぎるし、片手落ちゃろ。

**小宮**　いろいろな家族を取材してて、本気で相手が出て行くっていった時に、止めるのは難しいとつくづく思います。閉じ込めることも難しい。それからどこにいるかわかる携帯型のGPSを持たせるという話もあるけど、GPSを持って行くことを嫌がる人も少なくないですよね。

**和田**　そうそう、捨ててしまうねんな。

**小宮**　橋の上から投げちゃったり。それでも閉じ込めろっていうほうがむちゃくちゃで、どうしても出て行くっていった時に閉じ込めたら、今度は家族関係が崩壊するもんね。

もう1つ思ったのは、これはあえて言うんだけれども、認知症の人が電車にはねられたといった時に、ひょっとしたら本人が自分の意思で自殺したいって思った場合もあったかもしれないんだよね。認知症の人だって普通の人と同じように自殺したいと思うかもしれない。

**和田**　うんうん、そうやな。

**小宮**　認知症の人たちは何から何までまったくわかんなくなって、うろうろしてはねられちゃう困った存在だって思うのは、私のなかでは若干失礼という思いがあって。健常な人だって自殺したくなる。それで認知症で、自分がすごく大変だって感覚がある時、自分がこうなって苦しい、死にたいと思う場合だってあるかもしれない。そういう人たちを、認知症という理由だけで免罪するのも変な感じがする。

だから、愛知の列車事故での判決は、過酷といえば過酷なんだけど、でも実際損害を受けた相手がいる以上、それをなんとかしないといけないのは社会のルールでもあるから。でも損害を受ける人はなくさないといけないから、本人が死ぬことと同じように、その本人のせいでとんでもない経済的な損害を背負わなきゃいけない人がいるのはよくないことだから、やっぱり社会全体で解決する仕組みが必要だよね。

**和田**　うん、そこで折り合うしかないのかなって思うわ。

少なくとも日本の人は、罪人以外、他人に閉じ込められるなんていうことはないし、監視されるのは大嫌い。戦争時代やあるまいし、そんなことがあったら事件になるんやけど、介護事業者ってそれをするしか手がない。人として一番嫌なことをしてるわけやから切ないわ。もういいやん、出してやったら、フリーに生きてもらったらって。

**小宮**　どうしても閉じ込めなきゃいけないんだったら、大きな公園まるごと簡単には出られないようにして、その中で好きなだけ歩けるとか、いろんなレクリエーションもやって、本人のやりたいことを選べるんだったらいいかな。そこで日光や風に当たって、こっちでは碁を打ってる人がいて、こっちは将棋やってる人がいて、こっちはゲートボールだったりなんだったりっていろいろやってて、外の活動が嫌いな人はなんとなく中で過ごして、ちょっと変なことをやってても、まあいいんじゃないって扱ってもらえるような空間があって、そこから出て行かないように工夫させていただきますよだったら、最低限許せるかも。

## 「徘徊」している人はいない

**和田**　僕はこの仕事に就いて間もない時から言ってきたけど、ヨーロッパの城壁の町以外に道はないかなと。町の中でフリーに生きていけて、せめて町からは出ていかないように24時間365日、東西南北の門に「和田さん」が立っていて声をかければいいやん。

**小宮**　うわー、でも東京みたいな都会のように、たくさん電車が走っていて、道路もたくさんあって、町の中での動き方や、四方八方にある隣の町とつながっているところでは、どうしようにも難しいんじゃない？

**和田**　うちのグループホームで職員たちが取り組んでいるんやけど、ご家族の合意をとりつけて、外に出て行かれる人に何度もついて行き、その人の能力を見極めて「一人でも大丈夫」って判断をして、「ひとり歩きできる支援」をしている。

ある人は、喫茶店に何度も一緒に行くことから始めて、やがては一人で行くようになれたんやけど、その人の目的は喫煙。その店はマッチをくれるからお気に入りで毎日のように。

ある人は、24時間施錠された老人保健施設にいたんやけど、うちにきてから毎日のように同じスーパーに買い物に行くようにしてたら、自分だけで出て行かれそのスーパーでT字カミソリを束で買ってくるようになったんやわ。

**小宮** 一度買ったのを忘れて、何回も買っちゃったのね。

**和田** 付け足すと、リーダーから「買い物に行くことはいいのですが束のカミソリをどうしましょうか」と相談があったんで、「自分で買いに行くってことは能力やからステキなこと。課題はカミソリがたまることやから今度はそこに支援が必要やろ。買ってきたものがたまるなら、たまった物を売りに行けばいいやん。カミソリをスーパーに売りに行け」と言ったら、きちんとお店の人に認知症があるからと説明しに行って、買い取って（引き取って）もらうように交渉してきたもんね。お店の人も「わかりました」の一言やったみたいやで。

**小宮** さっきも話したけれども、私もこの前、福岡県大牟田市である人を取材させてもらったんだけど、その人は2回くらい、住んでる所からずいぶん離れた所まで歩いて行ってしまって、結構大騒ぎになったの。実際は、角のお店のおじさんが面白いからそこに行きたいということがわかって。だから本人の頭の中では、「角のお店の人と話したい」ってことで外に出てるんですよね。

　それがちょっと道を間違うと、違う所に行っちゃったりするんだけど、それを周りの人が大体わかっていて、今うちにいるよねとか、電気がついてないのはなぜとか、ソフトに見守っていて、ちょっと変だと声かけに行ったりしながらそこで暮らしてて。息子さんは東京にいて一緒に住めないけど、お母さんを動かしちゃうと、かえって認知症が進んでしまうし、そういう角の店との関係とか、住み慣れたところと切れちゃうからそのままにしてるんだけれども、ただ、その人なんかでも、角のお店にちゃんと行って帰ってこれればそれだけでオッケーで、別に徘徊でもなんでもない。

　ちょっと迷うと行方不明って話になるんだけれども、医療関係者であればあるほど認知症を『病気』と受け止め、徘徊っていうのは理由もなく、誰が止めても言うこと聞かずになんかどっかに行ってしまうっていう受け止め方。それも病的なもので、脳のどっかがおかしくなったから止められないものとして考えるんだけど、一人ひとりの**「徘徊」とか「行方不明」っていわれてる行動をよーく見れば、その人なりのパターンがある。**

**和田**　意味があんだよね。おしっこをしたいけどトイレが見つかんないとかね。

**小宮**　そう。それでそこに行きたいと思ったけど行き方を忘れちゃったとか。

**和田**　行き着けないでうろうろしちゃったとか。

**小宮**　それから行きたいと思ってたんだけど、途中で行きたいと思っていたこと自体を忘れるとか。いろんな理由で起こってるものを、十把ひとからげにまとめて、とにかく出さないで閉じ込めとく、施錠しとくっていうのは乱暴だよね。角のお店に行きたい人だったら行かせてあげる。1回行っても忘れちゃうこともあるんだけど、でも満足感が残ることもあるから、行けるようにみんなで見守るとか、そういうこともできる。だけど、本人の主体性があって起こってるってことを認めようとせず、病気としてしかとらえないから、防ぎようがないと思うんだよね。

**和田** そうやな。病としての行動と思ってるんやよな。自己実現の行動やのに。だから徘徊にしてしまうねん。

**小宮** 認知障害っていう障害を抱えた人が、一人の人間として苦しみながらなんとか生きていきたいと思って生きている姿としてとらえる。それで、やりたいこと全部が全部オーケーよってわけにはいかないかもしれないけれども、逆に全部諦めてもらうことにはせずに、障害を抱えながらも、こういうふうに生きたいんだなと思ったら、その望みを叶えるやり方、それから何かに置き換えるやり方とか、いろんな対処の仕方があると思う。

**和田** やっぱりさっきも話したけど、認知症の人を「閉じ込めてる」っていうことが、人権侵害であり、自分の立場に置き換えたら、有無を言わさず「閉じ込められる」っていうことと同じことだということが、皆、実感できない、つながらへんねんな。だから自分たちが閉じ込められたらどう感じるかという出発点からものを考えないと、結局、ひとごとのまま、よく考えないで認知症の人たちにひどいことをしてしまうことになるんじゃないか。

**小宮**　徘徊する理由なんていろいろある。外が晴れてたら、今日は外に出たいなって。それが認知症のない人だったら別に徘徊じゃないんだけど、認知症のある人が、晴れてるから外に出たいなと思って外に出て、帰ってこられなくなったら、それだけで徘徊になっちゃうわけでしょ。

**和田**　行方不明とかな。僕はたくさんの婆さんと関わらしてもらったけど「徘徊」している人はいないな。徘徊って「目的もなく歩き回る行為」を言うんやけど、目的もなく歩き回っている人なんていーひんわ。周りの僕らにその理由がどうしてもわからへんことはあるけど、イコール徘徊とは違うと思うねん。

たぶんそれはわかんないだけで、みんな自分の意思を行動に移す生き物だから、どんな人でも何か自分にとっての意思や目的があるはずや。

**小宮**　だけどそれがね、自分の意思通りに完結しないっていうことだよね。意思が途中でわかんなくなったり、やり方がわかんなくなったり。

**和田**　そうそう。**自分の意思を行動に移すことができてもやり遂げられない状態**やから。話は一番最初に戻るけど、行方不明という言い方はやっぱりおかしい。これは徘徊もそうやけど、主体は本人だから、本人の側から見たら、「俺、行方不明になっちゃった」っていう話じゃなくて。

**小宮** 行方不明にされちゃった。

**和田** そうそう、されちゃったっていう話。別に、行方不明になろうと思ってたわけやないねんけどな。

**小宮** 最後の曲がり角1つ間違えただけで、行方不明にされちゃった。

**和田** 僕は出て行かれた婆さんが見つからないと、罪を犯してくれないかなっていつも思いますもん。認知症という状態にあると主体的な行動の結果が犯罪でしょ。犯罪を犯そうと思っていなくたって犯罪にされてしまうわけやん。だけどよく考えると犯罪って他人が介在しないと完結しないから、必ず所在が判明するってことやろ。

**小宮** え?

**和田** 犯罪を犯してくれると誰も傷を負わずに見つかることが多いねん。

**小宮** 和田さんの言うこと破天荒すぎ。

**和田** 無銭飲食とか。電車やタクシーに無銭乗車とか、そういういわゆる反社会的なことが起こると見つかりやすいねんけどな。

**小宮** でも、これからSuica使い慣れた人たちは、どこでも自由に行っちゃうかもね（笑）。Ⓐ

10 地域交流——特養、グループホームは地域福祉の拠点?

# Q もっと地域との結びつきを強めるためにはどうすればいいですか?

私たちのグループホームは地域とつながるために、いろいろな取り組みをしています。

近所の幼稚園児をホームに招いたり、駐車場でちょっとした納涼会を催して近所の人に参加してもらったりしています。

これからもっと地域との結びつきを強めていきたいと思いますが、どんな取り組みをすればよいのでしょうか。

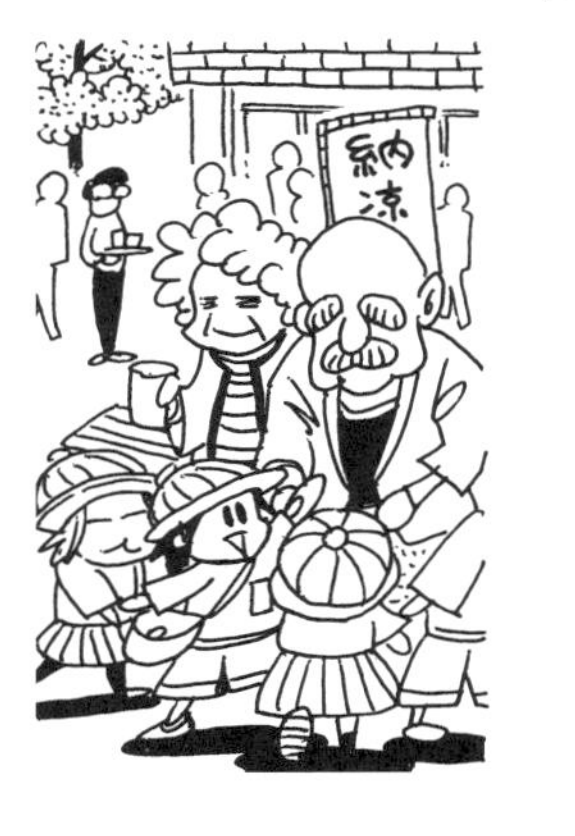

# A 相手の土俵に乗ってみては

小宮英美

## 人に役立つことをしてみる

ホームが地域とつながるためには、どうしたらよいか。このテーマは、ホーム側から考えるときの目線と、地域社会の側から考える目線とでは、大きく異なります。

まず、ホームに勤めている人たち、つまり介護職の人たちは、自分の勤めている場所だし、ホームをよく知っているので、地域の人たちのほうからホームを訪問してきてくれて当然と思っている。そして自分の土俵に引きこむことから考えるし、なぜやってきてくれないのだろうか、と考えがちです。でも地域社会の側からすると、家族が要介護状態でもない限り、普通の人は老人ホームやグループホームというものがあることすら知らないし、知っていたとしても何となく行きにくいものなんだと思います。地域の人たちからすれば、なぜ自分たちが何かしてあげなくちゃいけないのかもわからないでしょう。

こうした立場の違いを乗り越えて地域と自然につながっていくには、私はグループホームの側が自分の土俵から出て相手の土俵に乗っていく、つまり地域に出て人に役立つことをしてみることがよいのではないかと思います。

例えば街の清掃活動です。バス停や駅前、広場や公園、お寺や神社など、人がよく集まる場所に出かけていき、皆でお掃除をする。落ち葉を集める。草むしりをする。こうしたことは、認知症の人でも比較的しやすい作業です。作業しているといろいろな人から声がかかるし、「ありがとうございます」と、感謝される。あるいは商店街に買い物に行き、好きなお菓子やお花を買ってくる。認知症の人だって外に出るための服を着て、掃除や買い物をしていれば、当たり前ですが「普通の人」に見える。それにご本人たちにとっても、外の空気を吸うことは、ホームのなかだけで暮らしているより、気分転換にもなる。

そうしたことを通じて町の人とつながっていけば、自然と「今度、配達に行きましょうか」「今度、出し物をしに伺います」という関係もできてくるのではないでしょうか。

**対談**

# ほんまもんの幸せを

## 施設から出かけよう

**和田** この質問の話だけでいくと、地域交流って実は住民交流なんやな。地域と交流するなんてありえないんだから、そこの住民との交流ってことやろ。その意味では、質問者のグループホームは、交流できるように「場」をこしらえてはいる。そのことは僕がとやかく言うことじゃないと思う。

ただ「入居者と地域住民との交流」をもう一歩突っ込んで「入居者の住民化」という視点でいえば、「特別な場や機会」から「日常的な場や機会」へとすすんでほしいし、「来てもらう」だけじゃなく「出かけて行く」へとすすんでほしいと思うわ。

僕が関わっている老健に初めて行ったとき、「なんで建物の真ん中にこんなでっかい広場つくったんや」って聞くと、「年に1回の盆踊りとか、敬老会をやるためにこうしているのよ」って言うから、「そんなもん、出かけて行けばいいのに」って言わせてもらった。

それからそこの人たちも考えて、入所者の多数が、その地区主催の盆踊り大会に行くようになったのよ。学校の校庭に立派なやぐらが建てられ、夜店も出て、まさに祭りの場や。そうしたら、町の人たちは声をかけてくれるし、関わってもくれるし、踊りに参加できるように配慮してくれるし、「地区主催の行事がにぎやかになっていい」って言ってくれるわけや。

**小宮** 「地域交流」っていうと、施設に引きずり込むことを考える人が多すぎるよね。

**和田** 本当にそう思う。

**小宮** グループホームや施設の人たちが外に行くことで、地域の人がいろいろと考える機会が増えるじゃないですか。

**和田** そうやな。

**小宮** 認知症の人は『認知症』と顔に書いてあるわけじゃなくて、普通の人なんだという当たり前のことがわかる第一歩にもなります。認知症の人はいつもよだれを垂らしているんじゃないか、刃物を持たせたら危ないんじゃないかなど、間違った認識をもっている人たちがいます。そういう人たちに、外に出て認知症の人の普通の姿を見せることで、「自分も似たようなことになるのかな」と思うきっかけになるような気がする。

**和田** そうやな。平成11年にグループホームの施設長になったとき、当たり前のように食材の調達（買い物）をしに町に出かけていったわけですよ。家のなかだけじゃ生きていけないから、必要なものを調達に行かなあかんでしょ。

町のなかで買い物とかしていると、豆腐屋のおやじとか、八百屋のおばちゃん、買い物客までが聞いてくるわけですよ。「兄ちゃん、なんやこの人たち」ってコソコソと。だから僕が入居者にも聞こえるように「おっちゃん、クルクルパーですよ」って答えると、豆腐屋のおやじが「クルクルパーってなんですの」って言うから、「痴呆という状態にある人たちなんです」って答えると「えー、痴呆なの。この人たちが痴呆ですか。わかんないもんだね」とか言うわけです。追い打ちをかけるように「昔はべっぴんやったけどね、今じゃしわくちゃばあさん」なんて、深刻さを消す言葉を放つと、入居者も店員もお客もみんな一緒に大笑い。関係がぐっと身近になるわけや。

最初はこんな感じやった。でも、1か月、2か月、3か月と毎日のように関わりをもち、1年ぐらい経ったら「兄ちゃん、痴呆も悪くないな。こんなふうに生きていけたらいいな。なんか楽しそうだもんね」とか言ってくれるようになった。

住民として生きていた人が、認知症によって住民として生きていくことが難しくなったときに、僕らが支援する。だったら住民としての生活を取り戻そうよっていうのが、まず第一やわな。それがスタート。その思考がまだ弱いから、グループホームや特養に収容して、そのなかで済ませようとする。住民生活を取り戻すって発想がないわけや。

ある特養で、「お酒を飲む機会が月に1回あってもいいよな」っていう話になった。それはステキなことなんだけど、どうするのかなと思ってたら、月に1回施設のなかに居酒屋をつくっちゃうの（笑）。町の居酒屋に行きゃいいやん。

**小宮** 施設のなかにそういうものを引きずりこもうとすると、二級品になっちゃうんだよね。

**和田** そりゃ、そうだよ。

**小宮** 本が好きな人のために施設のなかに図書室をつくっても、もともと本を読むのが好きだった人が、誰かがいらなくなったような本を寄せ集めたような図書室が好きだとは思えないんですよ。

**和田** 特に小宮さんなんかはうるさそうやな。

**小宮** 図書館に行く程度だったら、移動支援の人をつけてもらって本物の図書館に連れて行く。支援を少しつけてもらうことで、本物の図書館に行って楽しむほうがいいじゃないですか。

認知症の人も、みんなでやることが外にたくさんあるんだから、施設のなかで二級品をつくったりしない。「お祭りに行きたい」と言ったら、施設でなんとかお祭りをするんじゃなくて、本当のお祭りに行けばいいんです。そこを変えていかないと、二級品の幸せになっちゃいます。

## 二級品の幸せはうそ臭い

**和田**　そもそも、小宮さんでも僕でも、地域交流なんていう概念が生活のなかにはないやろ。日常生活があり、住民生活があり、そこに交流が起こるわけで。つまり地域交流っていうのは、ある特定のものの見方なんだよな。

**小宮**　外に飲みに行くとき、「和田さん、これから地域交流に行こうか」って言わないよね（笑）。

**和田**　そんなことありえない。そこで暮らすっていうのは、そこに住居があって、そこで住民としての生活をつくっていくということやもんな。

その住民生活を取り戻していく、つくり直していくっていうんだったら、施設に取り込んでくればいいという話じゃなくって、ちゃんと僕らの日常生活と変わらぬように、人の生活のなかにあるようにせなあかん。家のなかに神輿（みこし）なんて持ってこないんだから（笑）。神輿は見に行くやろ。家のなかにカウンター寿司が来て、どないすんねんみたいな（笑）。要介護状態になるってことは、僕らとは同じようにはいかないってことやけど、せめて寿司を食うんだったら、本物の寿司を食べに行こうやとか、そういうことっていうのが、僕はすごい大事なような気がするんですよ。

**小宮**　函館に行ったとき、お寿司屋さんにグループホームの人たちが出かけて行って、おいしそうにお寿司を食べているのを見て、素敵だと思いました。

**和田**　本当にそう思う。やっぱり地域交流っていう言葉が悪い。これは、すごい間違ってると思う。

**小宮**　「交流」「ふれあい」ってあやしいよね。無理矢理やっているとき、そういう言葉を使うんだよね。

**和田**　あやしいんだよ。

**小宮**　和田さんと飲みに行こうというとき、「交流しようよ」「ふれあおうよ」なんて言わないもんね。

**和田**　飲みに行くんだよな（笑）。

**小宮**　ふれあうの嫌だよ、触らないでよって（笑）。

**和田**　前にラジオの電話相談に出させてもらったときに、ある介護者からこんな相談があったんや。

父ちゃんは毎週日曜日に喫茶店に行って将棋指してたんやけど認知症になっちゃって、いろんなトラブルが起こったそうで、将棋仲間から「もう来ないでくれ」と言われたと。ところが父ちゃんは、同じように行きたがるやん。母ちゃんは「行ったら迷惑かかっちゃうから…」って言って、父ちゃんを引き止めなあかん。

それで、どうしていいかわかんないから、今言われている地域包括支援センターの職員に相談したら、「デイサービスに行って、将棋指せばいいじゃないか」って言われたっちゅうわけですよ。

でも父ちゃんにしてみたら、デイサービスに行って将棋を指すんじゃなくて、今までどおり、その喫茶店で仲間たちと一緒に将棋を指したいんですよ。それで困ってしまい、電話相談してきたのね。

僕は母ちゃんに、僕が地域包括支援センターの職員だったら、そんなことは言わない。僕だったら、将棋指してるおっさん連中の集まりのとこに行って、まず、父ちゃんが認知症っていうのになったということ、認知症のこと、将棋の場面ではこういうことが起こり得るということ、父ちゃんの願いは今までどおり皆さんと一緒に将棋を指したいということを話し、「ぜひ、この父ちゃんが、皆さんと一緒に将棋を指せるように力を貸してくれ」とお願いしに行くよって話した。

将棋が指せればどこでもいいって話ではなくて、ここでやっていることの代わりはこっちでいいじゃないかみたいな発想そのものが、だらしないというか、情けないというか。

本人は「ここに行ってこいつらと指したい」んやもん。さまざまに限界はあるけども、できるだけそのことを忘れないで挑んでいく、どうやったらそれができるかみたいな。それが生活支援の専門職にとって大事なんとちゃうやろか。

**小宮**　やっぱり外に出かけて町の人のなかに入っていってそこで皆と一緒に過ごす。ぼろが出ないように専門職がさりげなくフォローしてくれるとうれしいですよね。

**和田**　施設に入れ込んでいくばっかりしかないというのは、やっぱりおかしい。住民生活を取り戻すって発想、つまりリハビリテーションがないんだよな。ただもう本当に、**擬似生活を提供することで満足したらあかん**っていうことだよね。悪いことではないんだけど。

## まがいもので終わらせない

**小宮**　佐賀のあるグループホームで、昔から続く「踊りながら町を練り歩く」お祭りに入居者が参加したいというとき、ふらふらとどこかに行ったりすると危ないんだけど、職員や家族、ボランティアが協力してその踊りに参加しました。職員やボランティアが周囲をかためて、おばあちゃんは練り歩いたんです。認知症じゃなくても無茶苦茶な踊りをしている人はたくさんいるし、認知症だけどきれいに踊る人もいるだろうしね。

**和田**　阿波踊りや青森のねぶたやったら、認知症なんか関係ないやろね。僕の仲間の長崎にある老健の人たちも、その街の大きな祭りに入所者と一緒に踊り手として繰り出すんだって。
そしたら、やっぱり町へ繰り出すとステキなことが起こる。しかも車いすの踊り手もいるから目立つやろ。「誰々さんじゃないの」「お元気」「おーっ」ってな具合に寄ってきてくれるそうなんよ。声かけられた本人はもとより、他の入所者も職員も感動だって。
必然の偶然みたいなところがあって、町へ出かけなければそんなことはありえないわけだから、そういうことがすごく大事なわけよ。

**小宮**　昔は慈善活動とかいって、施設に行って、気の毒な人たちのために何かしてあげようというのが多かったけれど、これからの時代は逆に繰り出して行けるといいですよね。

**和田**　そうだよな、ほんまに。僕も本当そう思うわ。演歌歌手が来て、その特養のなかで歌うのもいいけれど、「お前、演歌歌手が歌っているとこ行けよ」ってね。それぐらいの発想でやろうみたいな。
普段とは違う環境に身を置くからこそってことがあるわけやからね。まがいもんで終わらせようなんてしてほしくないな。 Ⓐ

11 医療偏重——治療薬

# Q 待ち望まれる根本治療薬の効果は？

グループホームに勤める者です。ある利用者は、1日に8種類も薬を飲んでいます。薬が増えていくのは仕方ないのでしょうか。最近ではアルツハイマー型認知症の新しい薬が発売されたこともあり、薬に対する期待が高まっています。しかし、薬が開発されたところで、その人の生活支援という視点では効果があるのでしょうか？

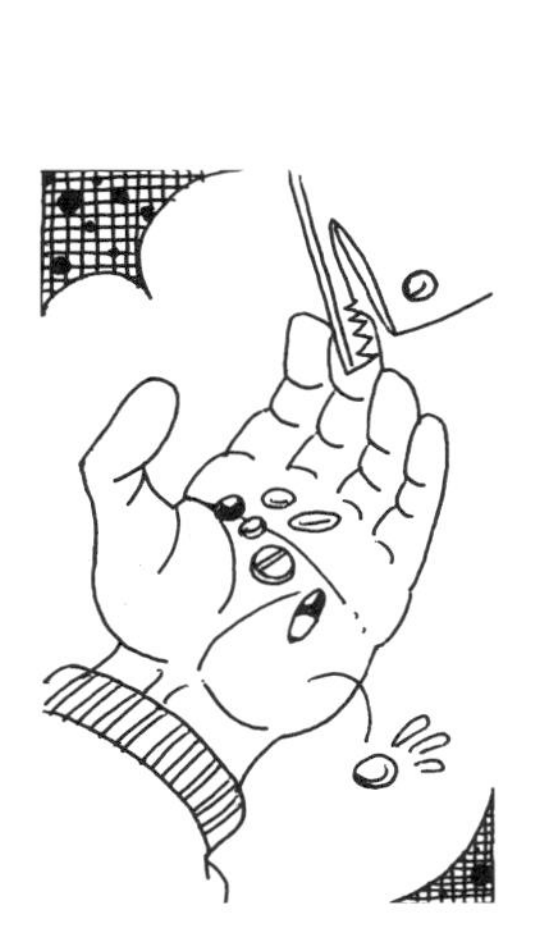

# A 薬だけでは幸せになれない——見当違いの報道

小宮英美

## 本当に医療費は少なすぎるのか？

先日、ニュースを観ていたら、「介護老人保健施設では、多くの入居者が認知症なのに、医療費が一定額で低すぎるために、認知症の治療薬が使えない」「すべての人が治療薬を使えるように、必要な薬代は保険から支払うべきだ」と言っていました。治療薬とは記憶力の低下を遅らせるアリセプトなどの薬です。

これには深刻な認識不足がいくつかあります。実は以前、私もこの問題を調べました。確かに、介護老人保健施設の医療費は定額制です。つまり、一人1か月につきいくらと決まった額の医療費が計上されていて、それを含めた定額の療養費が施設に対する報酬として支払われています。当時は確か8000円くらいでした。医療費が少なすぎるかどうかは疑問です。認知症の人でも薬の副作用が出てしまうため、アリセプトなどの治療薬が使えない人や、使っても効果がない人もいます。また、その他の利用者のなかには、薬や医療費をほとんど使っていない人もいます。それから製薬会社に対しては、薬をまとめ買いして割引する交渉も可能です。

## 薬は認知症の人を幸せにする？

もう一つは、より本質的な問題です。**薬を使ってその人が幸せになるかといえば、そうともかぎりません**。なかには、記憶力の改善によってさらに混乱する人もいるようです。毎日仕事をして生きている人は社会で暮らしていくうえで、人との約束を守るためにも記憶力は重要ですが、入居者が安心して暮らせるかどうかは、記憶力の状態よりも、周囲の人から気を配ってもらい、自分らしく暮らせるかどうかにかかっています。そういう意味では、入居者の生活の質、人生の質を保障するのは、ひとえに介護の力、働く職員の力にかかっています。

今、医療費の効率化が叫ばれています。薬ばかりにお金を使って、介護職の人件費にお金をまわしてこなかったことが厳しく指摘されるようになり、薬代の縮減が進んでいます。社会保障全体の見直しが行われているなかで、薬代にもっとお金を使えという主張は、限られた財源、さまざまな必要性のなかから何を優先するのか、認知症の人の人生では何が大切なのかという両面から滑稽です。人は薬だけでは幸せになれない。人の支えによって初めて幸せになるのです。

対談

# 何のための薬か

## 薬の管理はグループホームでもできる

**和田**　質問の人、8種類だからね。

**小宮**　日本の場合、薬が多すぎますよね。

**和田**　多いように思うけどどな。

**小宮**　お医者さんは、技術に自信がなければないほど、薬を出さないと相手が納得して帰ってくれないから、薬を出す傾向がある気がします。いくつか病院にかかると、平気で8種類、10種類、20種類になって、すごくよくないことだと思います。

**和田**　うちのデイサービスに通ってくれていた人で、僕がたまたま現場に行ったときに、面接記録が置いてあったんで何気なく見てたら、薬の名前が15とか16ぐらい書いてあったんや。よく見ると同じような薬がある。責任者に「この人どこに行ってんねん」って聞いたら、総合病院に受診してて、あっちこっちの科にかかってるわけよ。つまり、あっちの科、こっちの科で同じような訴えをするもんやから、同じような薬を出されてんねん。

でもこれって、訴えている人の問題やなくて、医師の問題やろ。薬が本人の訴えによって処方されてるのはおかしいやん。しかも総合病院やからあきれたわ。

**小宮**　私が取材した福岡の例では、23種類っていうのがあったわ。血圧が低いのに降圧剤飲んでいたり。状況がいろいろ変わるのに、お医者さんのほうは追加で出していて、本当に恐ろしいなと思った。同僚が取材した例では、在宅の人で46種類なんていうのもあったっけ。

**和田**　すごいなぁ。

**小宮**　でも、日本医師会のテキストには「5種類以上はダメ」とちゃんと書いてあるんですよ。

**和田**　うん。

**小宮**　肝臓や腎臓の代謝能力を超えてしまうので、5種類以上飲むと危険なんです。だから、薬を足すときは、必ずリストラしてといいます。治療の優先順位を決めてこの治療をして、それが終わったら次はという形で、薬をリストラしながらやらなきゃいけないと、ちゃんとした老年科の先生は言うけれど、それが現場では全然守られていない。なかには、経営のためにたくさん出してるんじゃないかなんていう人もいて、本当にお年寄りにとっては危険ですよね。

**和田**　医師自身が決めたことを侵しているわけやから、きわめて危険やんな。

うちのグループホームの入居者やけど、簡単にいえば、すごく薬物療法が難しい人で、遠方の専門医に受診してたんや。ところが遠くて手間暇がかかりすぎるので、近隣の精神科医に変えてもいいかって、責任者から相談があったから、人手の問題もあるやろうと思ってOK出したん。

それから責任者が交代して、しばらくして新しい責任者から「様子がおかしいんです」って連絡がきたから駆けつけたら、僕の知るAさんじゃなくなってた。すぐに個人記録を見せてもらったら、えらい精神科の薬の量が増えてたんよ。

**小宮**　冒頭で書いたのは認知症の治療薬の話ですが、こちらはそれと違って向精神薬。認知症の人が動き回るといけないからって出す薬ですよね。ボーッとしたり、動きが鈍くなるという作用があります。

**和田**　そうやねん。「こりゃあかん」って思って、元の医者に連絡して何とか診てもらえることになったんやけど、その専門医から、僕と責任者の二人が「何考えてるんや。こんな薬は高齢者に使う薬と違うやないか！」と言って怒鳴られたんですよ。僕らに怒るのよ。

僕も腹が立って、信頼している、言い返せる医師やったから「僕らに言うことやないやろ。医者から医者に言ってくださいよ。医者をちゃんと教育してよ！」って、勢い余って言い返したんやけどな（笑）。

それで、どうしたかっていうと、そこの病院に数日間入院して、薬物療法のやり直しをしてもらったんや。これって僕らやからできた話だけど、自宅で家族がみているのやったら、できないよな。

**小宮**　よくいわれますが、お年寄りは体重も軽いので成人の服用量を目安に処方すると効きすぎてしまいます。また、お年寄りは脱水気味なので、脱水すると血中濃度が高くなって薬が効きすぎてしまいます。

**和田**　なるほど。

**小宮**　本当に危険な要素が多いんです。それがわかっていて5剤以上にならないように気をつけながら、5剤以上だとしても、これなら大丈夫か大丈夫じゃないのかを理解して処方してくれるお医者さんがいないとすごく大変です。しかし現場では、そんなことどうでもいいっていうお医者さんがいくらでもいるんですよね。お年寄りを預かっている人たちが「お医者さんが言えば絶対だ」って思うのはやっぱり危険で、「いくらなんでも多すぎる」と思ったら、あるいはお年寄りが不活発になって変だと思ったら、ほかの先生の意見を聞いてみるなどして危険を未然に防いであげないと怖いですよね。

**和田**　僕のいたグループホームの入居者は、僕がいた4年間は、高熱を出すことなく、持病を悪化させることもなく、重篤化させることもなく状態をキープできていたんやけど、実はちゃんとした主治医がバックにいて、この医者と僕らの間で細かいやりとりをしながらコントロールしてたのね。

まず、薬についてはいったん抜くことに着手してもらって、グループホームという新しい環境下に合わせて薬を調整しなおしてもらえた。

僕ら専門職がいるグループホームの場合はそういうことが可能なんやけど、自宅で家族がみている場合は難しいわな。医者に対して状態をきちんと伝えていくだけではなく、考察まで含めて伝えるところが難しい。それをグループホームの職員たちも伝えられなかったら、自宅で面倒みてる家族と同じってことになるけどな。

それから、あっち行っては薬をせがむ、こっち行っては薬をせがむ、薬をもらわな損みたいに考えてる国民の側にも問題があるな。湿布薬が段ボールいっぱいになっている人もいたからな。これは医師だけの問題ではなくて、何かうまく機能してないんとちゃうやろか。マネジメントシステムが整ってないというか。

**小宮**　薬を出せば出すほど儲かる仕組みになっていなければ、こういう問題はそれほど起こらないんですよね。

**和田**　本当にそうやんな。かといって、「薬をいくつ出しても報酬は定額」にすると、必要な薬が出なかったりするんやろな。

## 記憶がよくなる薬は人を幸せにするか

**小宮**　もう一つ、認知症専門の治療薬の問題も考えなきゃいけないと思うんですよ。治ることはいいことなので、根本治療薬が出てくれば、それはいいことだと思います。実際、アルツハイマー病の根本治療薬の開発には世界中の製薬会社がしのぎを削っていますが、うまくいかずこの20年間で25連敗中だそうです。

そもそも私は、**認知症は「老」というものの本質に関わる病気**という気がしています。人間の脳が次第に機能しなくなっていくことに完璧に逆らえるかというと、ちょっと無理な気がするんですね。不老不死の薬は、いにしえの中国の皇帝でも作らせることができなかった。

根本治療薬が出てくるかどうかは置いておいて、アリセプトなどアルツハイマー病の進行を「遅らせる」という薬がいくつかありますよね。素人は薬を魔術みたいなものに思っているから、根本治療薬ではないのにその効果を過大視しすぎてしまうのね。

老人保健施設では報酬が定額で低すぎるから認知症の薬が使えない。すべての人が薬を使えるように、必要な薬代を保険から支払うべきだという意見を紹介しました。それは一見正しいようにみえるけれど、今の社会情勢を考えると、医療費・介護費として使えるお金は限られており、老人保健施設に入れない人もたくさんいるなかで、限られた財源を何に使うかということは真剣に考えるべき問題です。

別の視点で考えると、決まった額しか使えないお金を、薬のために使うことが一番大事なのかということがあります。例えば、そのお金を薬に使うのではなく、その日その人が30分でも散歩できるための人手に使うことだって選択肢の一つになります。その人にとってどちらが幸せなのかを考えたとき、答えは一つじゃないのではないでしょうか。薬が使えたほうがいいとは限らないと思います。

認知症治療薬は、記憶の改善に効果がある場合もありますが、老人保健施設で暮らしていて、月曜日も火曜日も……土曜日も日曜日も変わりない生活をしていて、「何時に人が来るからそれを忘れちゃいけない」ということもない生活をしているときに、記憶力がよりよく保たれるってことが何よりも大事なのかといえば、疑問に感じます。

**和田**　僕も小宮さんの言っていること、すごいよくわかる。この話の前提は、本当に必要な薬は必要だと。まず、これが前提ね。ただ、その生活のなかで、そのさまざまな機能をストップさせておいて、こうなっているああなっているということに、薬だけで対処していこうとするのは、やっぱりおかしいと思うのよ。

**小宮**　薬だけは、何がなんでも絶対に使わなきゃいけなくて、それ以外のことは我慢しなきゃいけない、なんて変ですよね。

**和田**　簡単にいったら、人間の生活の基本みたいなところをいったん取り戻してみるってこともしないで「ああだ、こうだ」と状態を話し合い、薬に解決策を求めてないかってことやろ。

例えば、昼間何もすることがない「ぼーっ」とした生活を強いて、夜寝ないから睡眠導入剤を飲ませるみたいなおかしなことはやめようぜって話やん。

**小宮**　ましてやそれが、記憶を改善するための薬です。曜日の差もない生活をしているときに、それほど記憶力がなくても幸せに暮らせるかもしれません。

**和田**　逆に、あったら不幸せになっちゃうかもしれないな。

**小宮**　聞いた話だけど、治療薬で記憶が改善されたら、かえって混乱する人もいるそうです。「自分がどうしてこんなところにいるのか」など、いろんなことで混乱するらしい。

決して薬を過小評価するわけではないけれど、お金が無制限にあるわけではないのだから医療にしろ薬にしろ、その人の人生の質を最大値にするために何が本当に一番優先されるべきで、何がそうでもないんだっていうことをよく考えるべきじゃないかしら。

新薬が出てきましたが、新薬ってものすごく高いし、副作用が出て使えない人や効果のない人もいるというときに、なけなしのお金を何が何でも薬に使うという考え方は偏っているると思います。

**和田**　そうだよな。バンバン好きなことをして、その結果生活習慣病にガンガンかかって、ドンドン治療費を使えるみたいな話やからな。

**小宮**　睡眠薬のことでいえば、日中、体を動かしてうんと疲れれば、夜は楽に眠れます。生活を取り上げておいて、薬で眠らせるのは、恐ろしいお金の使い方だよね。

## 薬は人の手の代わり

**和田**　「認知症と薬について」というテーマで認知症の専門医と話をしたとき、その医師に「日本中の認知症という状態の人に、和田が24時間365日ついたら、薬はどれぐらい減らせますか」って尋ねたのね。そしたら「圧倒的に減らせる」って言うんですよ。ということは、やっぱり**薬は人の手の代わりをしてるだけ**ってことになるわな。

**小宮**　どういう薬のことですか。

**和田**　向精神薬とかね。眠らせるとか動かせなくする薬かな。

**小宮**　本人に犠牲になってもらって、介護者が楽になるために薬を飲んでもらって、おとなしくしてもらうというのは、悲しい話ですね。

**和田**　だけど、その医師たちがすごくいいなと思うのは、家で旦那（だんな）の面倒をみてる母ちゃんが「この状態を何とかしてくれ」って訴えてきたら、「本人だけのことを考えれば必要のない薬でも、家族が壊れないのも本人のため。それしか打つ手がない、処方するしかないとは思っても、考えてしまう」って言ってくれてたこと。

要するに、日本の社会に「仕組みがない」から薬で対処するしかないってことやろ。これって、医者だけが責められるっていう話じゃなくて、もっとトータルで認知症をどう支えていくかを考えていかないといけないということやんか。

もっとひどいのは、介護現場の人たちが医師に対して「薬を使ってくれ」って言うことやで。実際に医師から、「医師に薬を要求する介護の現場はおかしい」って言われたことがあるもんな。

**小宮**　自己否定ですね。

**和田**　ホンマにそう。

Ⓐ

12 「ありがとう」を励みに

# Q お年寄りから感謝されたい！って変ですか？

グループホームに勤めて2年目になります。
お年寄りに「ありがとう」と感謝されると、
この仕事をしていてよかったなと思います。
入居者から感謝されるだけならば
専門職はいらないという同僚もいますが、
私の感覚は素人の感覚なのでしょうか。

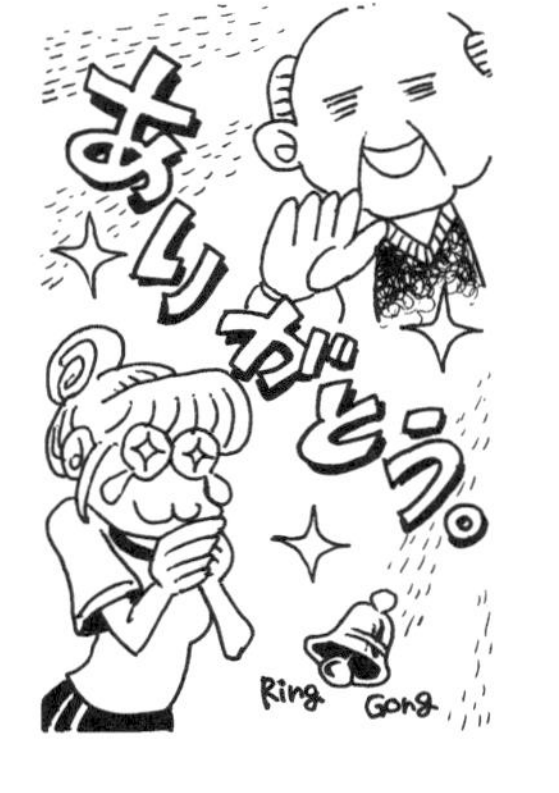

# A 「ありがとう」の先にある気持ち

小宮英美

## 説教こそ、長老の仕事

人に「ありがとう」って言われると、誰でもうれしいと思います。しかし、**お年寄りが「ありがとう」と「すみません」しか言わなくなってしまったら、その施設はもうおしまい**だと思います。なぜなら、介護の仕事というのは、その人の自立心を支えることが大切だからです。

自立する心を最後まで支えているものは、自分をあきらめない心や自分に対するプライドです。しかし、「ありがとう」と「すみません」しか言えない状態は本来の姿ではなく、遠慮して窮屈（きゅうくつ）な思いをさせているということではないでしょうか。もし、和田さんが「ありがとう」と「すみません」だけしか言わなくなったら、気持ち悪いでしょう。

いいケアをしているところを訪ねると、お年寄りは「ありがとう」と「すみません」以外にも、いろんなことを言ってくれます。それが強烈な悪態だったり、こっちがギャフンというような内容だったりすることもあるんです。

思い出すのが、宅老所「よりあい」のお年寄りたちです。「1　認知症高齢者」でも書きましたが（7頁参照）、お年寄りが男性職員に、「あんたらいい若い者が、こんな年寄りと一緒に昼間から遊んでいてはいけないよ。穀（ごく）つぶしだ」と言ったそうです。職員は、「ははっ、すいません」と言ってその場をおさめましたが、あとでほかの仲間たちと「これは勲章だよね」と言って喜び合ったといいます。

こうした言動の背景に、お年寄りに「自分たちは世話をされている」というきゅうくつな気持ちではないことがわかります。のびのびと過ごし、自分がやりたいことができて、指図されたり、やりたくもないことをやらされていると思っていないからこそ、このような発言が出るのだと思います。

考えてみたら、昔からお年寄りの本来の仕事は説教や、若者の教育です。「あんた、しっかりしなさい」と叱ることが昔から長老の仕事だったのです。それを、認知症があってもごく自然にできるのは素敵なことではないでしょうか。

世話をされているから、この人たちの言うことを聞かなきゃいけないという遠慮や、「ありがとう」と言わなければいけないといった肩身の狭い思いをして過ごしていたら、そんなことはできません。サラッと説教できるというのは、支え方がさりげないからであって、お年寄りたちが自分の人生を生きている気持ちを十分もっているんだと思います。そういう支援ができたことに、「勲章だよね」と評価し合える仲間がいることも素敵ですよね。

## お年寄りが「人に喜ばれる」支援を

お年寄りに自分でやりたいことを決めてもらう取り組みをやっている認知症デイサービスでは、「することを決めようか」と言って話し合いをしたら、参加者（利用者）から「人に喜ばれるようなことをしたい」「役に立つようなことをしたい」という意見が出たそうです。

彼らが言うには、**認知症になったら人に「ありがとう」と言われなくなってしまった**、それが嫌だということでした。だから、人の役に立つことをして「ありがとう」と言われたいという意見がまとまりました。それで何をしたらいいのかを話し合った結果、駅前の清掃活動をすることにしました。

活動当日、ほうきで道を掃いたり、ガムをはがしたりしていたら、街行く人たちから「ご苦労さん。ありがとうね」と声がかかったそうです。街行く人は、掃除をしている人が認知症の人だとわからないし、わかったとしても、お年寄りが一生懸命やっているから、ごく自然にお礼の言葉が出て、彼らはすごく満足して帰ってきたというのです。

職員が「ありがとう」と言われたい気持ちには、子どもっぽい自己満足が含まれていると思います。言葉で「ありがとう」と言われなくても、お年寄りが今までできなかったことができるようになった、自分から好きなことをするようになったなど、介護職が温かい言葉のシャワーを毎日かけ続けた結果だという自信があったら、相手が「ありがとう」と言うかではなく、違うことで自分の仕事の成果を感じられると思います。

もちろん私も「ありがとう」と言われるのはうれしいし、誰でもうれしいと思いますが、お年寄りがそれしか言わなくなってしまったら、それはどうでしょうか。「ありがとう」という言葉がなくても、「やったぜ!」と思える仕事ができたらいいですね。

対談 人が生きる姿を応援しよう!

## ケンカは自己実現の第一歩

**和田** グループホームが創設された頃の話やけど、ちょっと注目していたことがある。それはグループホームのパンフレット。

すっごい興味があって、研修会など事業者が集まる会場に置いてあると眺めてたんやけど、「毎日を楽しく、笑っていられるような生活を提供します」とか書いてあるからびっくり。「グループホームは新しい病気をつくるところなんや」って思ったわ(笑)。だって毎日が楽しくて笑ってばかりいる人は病気やろ!? この仕事をやってる人にとって、心のよりどころは「笑顔」と「ありがとう」なんやろうなぁ。わからんことはないけれど。

でもよく考えると、人っていうのは笑顔だけで生きてるわけやなくて、笑ったり、泣いたり、怒ったり、積極的であったり消極的であったり、楽観的なときもあれば悲観的なときもある。人をいじめたり人にいじめられたり、閉じこもることもあればハイテンションのときもあるなど、いろんな自己実現の姿があり、「ありがとう」と言うときもあれば「こんなところに居たくないわ」って言うときもある。

それが人間の生きざまで、それが自己実現であり、とってもステキなことやろ。いろんな理由で「それ」が見られなくなってきているわけやから、僕らの仕事は「それ」を取り戻すこと。単純に「笑顔だけ」を追いかけ、「ありがとうだけ」を追いかけたら、変なところにいってしまうわ。現に介護施設では、利用者同士のケンカなどいざこざやいじめなんかがあると、利用者の誰かを問題行動者にして問題視してしまいがち。とにかく利用者さんよ笑っといてくれ！　と。

初めてグループホームをやったときに一番うれしかったのは、開設した3か月後に婆さんのケンカが始まったとき。「やっと言い合いっこができる関係になれたんや」と思った。それまでは、人と人の関係に距離があるからお飾りの世界。まるで男と女の関係そのものや。

小宮さんの話の一番最後にあるように「やったぜ」って思えることは、何も「ありがとう」って言われることや笑顔だけじゃなくて、人としての当たり前の姿を当たり前に出してもらえるようになったときやと思うねん。

僕は自分自身が自己実現を願っているし、婆さんの自己実現を応援するのが仕事であって、その仕事を追求したいと思ってやってきた。

**小宮**　よく「その人らしさ」とか言いますが、和田さんは「そんな言葉嫌いだ」と言いますよね。「ありがとう」や「すみません」じゃない、面白い表現ってあるじゃないですか。「あんたは本当、狸（たぬき）みたいな人やね」なんて、もしそういう言葉でお年寄りが自分のことを言ってくれたら、「えっ、狸？　なんで私が狸？」って言って話がつながるし。一律じゃない、その人の表現や伝えたい気持ちが伝わって楽しいじゃないですか。

**和田**　ほんまに、おもろい。

**小宮**　それが狸じゃなくて、もっとひどい「あんたはもう鬼ばばあか」でもね。

**和田**　僕もときどき言われたわ。「うまいこと言って」とか（笑）。

**小宮**　人間が本来もっている、ちょっと駆け引きっぽい気分や、甘えたり、ちょっとからかったり、ちょっかい出したり、怒ったふりしてみたりが生き生きと出てくるのって、すごく楽しい気がするわ。

**和田**　なんか「ひとを取り戻せる仕事ができた」って思うねん。

**小宮**　それはもちろん、以前は笑わなかった人が笑顔になると、家族はすごく感動するし、私たちももちろん感動するし、本人もいつの間にか、「自分、笑ってるな」とか思ってうれしいんだと思う。もちろんそれを否定するものではないけれども、笑顔以外にも、人間としての賢さや面白いところがどんどん出てきて、その表現がみんな違うほうがとっても素敵じゃないですか。

**和田** それこそ、女性職員のケツを触ったりするようになるわけよ。

**小宮** 私は嫌ですよ、そういうの。

**和田** もちろん嫌やとは思うけど、笑顔が出て、泣き顔が見られるようになって、女性のケツを触れるようになったとしたら、僕は「笑えるようになってよかったな、泣けるようになってよかったな、ケツを触りたいと思えるようになり、触れるようになってよかったな」って思うわけ。

**小宮** ケツを触るのがプラスの価値観だと思ってる人は困るよね。オトコってのは、ぼけていてもいなくても困ったもの。純・和田さん的問題かもしれないけれども。

**和田** そりゃそうやけど、自分を表現できる行動ができるようになったと思えばプラスやろ。僕らの目の前にくる人たちは、さまざまな理由で自分を表現しにくくなってるやん。

グループホームに入居する前に面談とかするんやけど、そのときに婆さんや爺さんの顔を見て「この顔を変えるのが俺の仕事や」って思うわけで、「あの人が女のケツを触りたいと思えるようになったんか、よかったなぁ」「怒る元気を取り戻したんや、よかった」って、ホンマに涙が出るほど嬉しいもん。

## ワガママ婆さん、おおいに結構！

**小宮**　まじめすぎる介護職の人は、介護される人は優しく穏やかな人のはずだって思い込んでいることがあるのよね。だから、みんながすごく嫌がることをお年寄りがするとびっくりしちゃって、どうやったらそれが直せるんだろうって悩んだりするでしょ。でも、もし認知症になる前、昔からそういう人なら、それこそ和田さんの大嫌いな「その人らしい」ところがもろに出ているんだから、そんなに気にすることはないはずでしょ。

**和田**　介護施設を使ったり、入ったりしたら、「ニコニコ笑って穏やかな人であれ」みたいな押しつけがあるわけやけど、そんなもん大きなお世話や。

**小宮**　取材のとき、やたらとお菓子をくれるおばあちゃんがいて、そのお菓子はあまり好きじゃなかったんだけどせっかく言ってくれているので、悪いから「ありがとうございます」って言って食べたら、その後「あれやれ」「これやれ」とかいろいろ命令し始めてきたわ。

**和田**　餌付けやな（笑）。

**小宮**　そうなの。なんかその人からしてみると、餌付けして自分の思いどおりに動かそうと思っていて、私、まんまと引っかかっちゃったの。お菓子食べちゃったからやらざるを得なくなるみたいな（笑）。相手のほうが上手でした。「この人、そういうふうにして生きてきたんだな」と思ったわ。

**和田**　「ありがとう」って言葉をモチベーションに介護職が仕事に励んでいくことは全然OKなんやけど、実はよく考えると、それに浸（ひた）って喜んでいるのは自分で、**自分が気持ちよくなるためにこの仕事があるという勘違い**が起こってしまう。だったら、婆さんにカウンセリング料を払え！　って。

婆さんが主体的な生活を送れるように応援しようとしている職員と話すと、笑顔があることだけを喜びになんてしていない。「これがしたいとかあれがしたいとか、いろんなことを言い出したんですよ」「『したくない』って言って部屋に引きこもって、頑として話し合いに応じてくれないんですよ」って、嬉しそうに話すもんな。決して「わがままが出てきて困る」なんて言わへん。それってすごく大事なことやと思うねん。

**小宮**　「わがままになってくれた、嬉しい」みたいな。

**和田**　「こんなん嫌や！」って言えるようになってよかったって思うねん。「わが・まま（我が・まま）が表れる」っていうのはステキなこと。自分を出せるっていうことは「出せる環境にいる」っていうことやからな。

**小宮**　もちろん「ありがとう」って言われるのはすごいうれしいことだし、いいと思う。

だけど、もっと違う言葉にもつながっていくといいですよね。

**和田**　ホンマにそう思うわ。

## 人が生きていくことを支えるとは

**和田**　怒ったり、泣いたり、ケンカしたら大変っていうのは、ケアする側からみれば「手間がかかる」ということであり「自分にとって不快」ということ。笑ってばかりのほうが楽やし、気分がええんやろな。でも「その人が生きていくことを支える」っていうふうに考えると、人はいろんな面をもっているわけで、そのいろんな面が出てきて初めて、人が生きていくことを支えられているっていうことやろ。それって、自分の都合に合わせるわけやないから、手間がかかることでもある。

**小宮**　自分が考えている範囲におさまってくれるとありがたいなって思っているとね、ちょっとつまらない。介護職の苦労は大変なことだと思うけれど、個性をあんまり押さえつけないで出してもらえるように頑張れるといいですよね。

**和田**　僕はそこに、この国の根本的な課題を感じているんや。そこが今でいうところの「認知症ケア論」と「生活支援論」の違いやと思うねん。生きていくことを支えることが本来の認知症ケアと考えている連中は、「いろんなことあり」って考えている。

**小宮**　自分たちがケアしやすい人がいい患者、いい要介護者と思うと、廊下をふらふら出歩いたりしないで、静かに部屋にいて、私たちが何かしに行けば、「ありがとう」って言ってニコニコしてくれる人がいい人になっちゃうけれど、人が生きることを支えると考えた瞬間、本当は何でもありなんですよね。

**和田**　そこが分かれ目やな。典型的な例が「落ち着く」という言葉。介護現場でよく言われる**「落ち着きました」を「都合のいい人になりました」に置き換えると、本質的なことが見えてくる**と思うで。**自分らにとって都合のいい人になった**っていうことやんな。

**小宮**　以前、ある病院で、入院しているお年寄りに自分のやりたいことを書いてもらう「人生のお願いプロジェクト」をやったとき、お年寄りの願いごとが「刺身を食べたい」「自分の家の畑の雑草を取りたい」など、ごく普通の本当にささやかな願いで、逆に胸が詰まったと、看護師や介護職が言っていました。こんなささやかなことを望んでいても、叶えてあげられない支え方しかできてなかったってね。

もちろん、願いを全部叶えることはできないけど、家まで行くのが大変だったら、病院の屋上で野菜育ててみようかなど、違うことで置き換えながら考えていくことができるじゃないですか。

最初の話に戻ると、「ありがとう」って言われたいと考えるんじゃなくて、「本当は他にしたいことがあるんじゃないですか」って言えるのかどうか。さらに「こんなことをしてみませんか?」と誘えるかどうかで全然違うよね。

**和田**　婆さんにしてみたら「ここの局面で、このなかで生きていくしかない」「もうこれで折り合いをつけて生きていくしかない」って思考した途端に、すべてを「ありがとう」っていう言葉に代えてしまうのかもしれん。

「この人たちを頼るしかない」と思ったら、何をしてもらっても「ありがとうございます」と言うようになるんとちゃうやろか。そういうことは、僕らが見抜いていかなあかん。**ありがとうや笑顔の向こう側に、実は隠された本当のことがあるんじゃないか**と、心の襞(ひだ)を見抜いていく力、ほんまのことは何やろって常に模索していく姿勢がすごい大事やと思う。

僕がグループホームの施設長をしていたとき、「ここの入居者は幸せ」と家族も含めていろんな人から言ってもらったけど、僕にはずっと引っかかりがあった。

写真を見てもらったらわかるんやけど、居室で見せるふとした後ろ姿に「なんで私は、こんなふうになったんやろ」「なんでこんなとこにいるんやろ」と感じさせられる。足を伸ばして座ってじっと写真を見ている姿、窓枠にひじをかけて外の景色を見ている姿なんかを見ると、涙が出てくるんやわ。

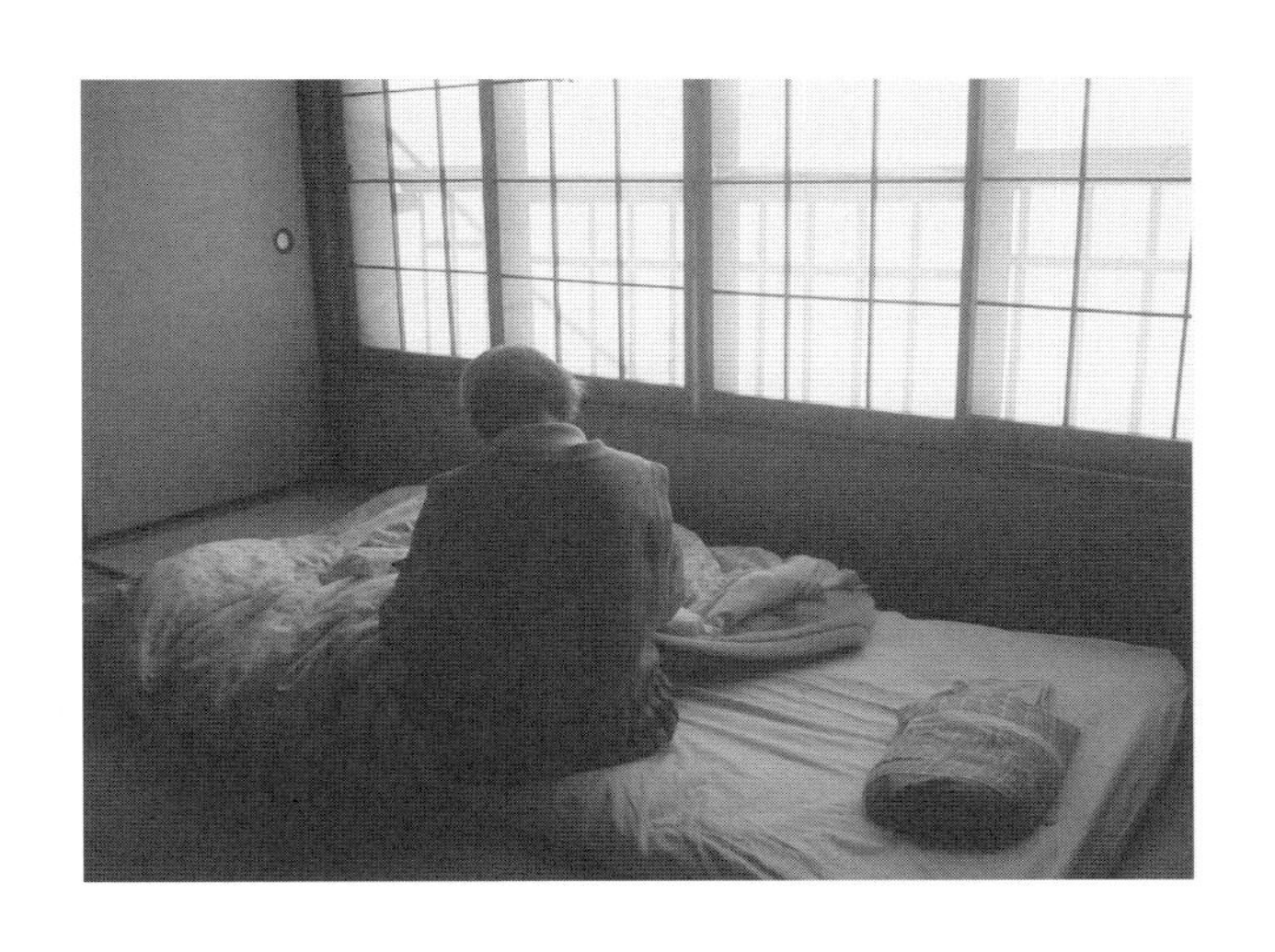

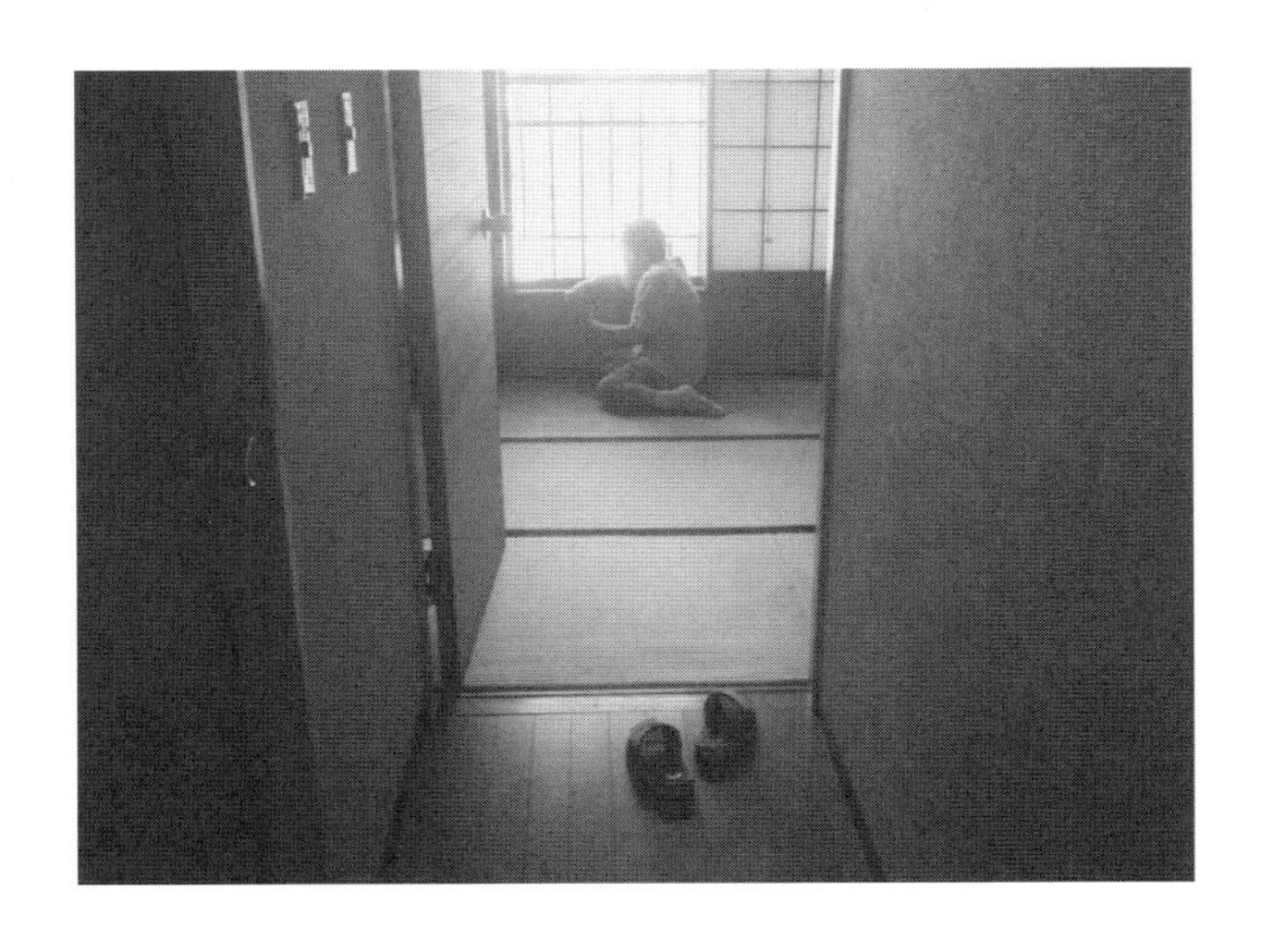

職員が一丸になって取り組んだ結果、歓談・猥談（わいだん）・冗談だらけで賑（にぎ）やかな婆さんを取り戻すことはできたで。家族からも、地域住民の人からも、見学に来た専門職からも「ステキですね」って言ってもらえる姿を取り戻すことができたで。でも「運命に逆らえないし、こうして生きていくしかない」みたいな心模様を、僕らは忘れたらあかんし、感じとりながら支援していかなあかん。ありがとうの向こう側にいろんなことがあることを常に忘れたらあかんと思うねん。

今がどうあれ、自分の本意ではない、自分の姿・暮らしではないことを肝に銘じとかんとな。

**小宮**　「ありがとう」という言葉は、自分のホームグラウンドにいるときは頻繁に使う言葉じゃないよね。

**和田**　思っていても言わへんな。

**小宮**　人のところでよい子にして生きていかなきゃいけないというときに、出てくる言葉のような気がするわ。

**和田**　そうかもしれん。

**小宮**　そこも何かちょっと危険なところだよね。

**和田**　夫婦や親子ってあんまり「ありがとう」は連発しないわな（笑）。年をとってきたら言うかもしれんけど。

**小宮**　自分の家であれば「本当はこれが嫌」とか言うわよね。好きな食べ物が出てこなくても、人の家だったら「ありがとうございます」って言う。

**和田**　食べない。いきなり腹痛になるかも（笑）。

**小宮**　「あんた、なんでこんなもの出してくるの。今の季節だったら柿より梨が好きなのに、何で柿なんか買ってきたの？」って自由に言ったりできるんだけどね。

**和田**　そうそう。

**小宮**　人の家だったら、嫌いなものが出てきても「いや、ありがとうございます」って食べるもんね。

**和田**　僕らはその向こう側にあるものを埋めていかなあかんけど、介護職ってどうしてもその言葉にモチベーションをもったりする。だから、そのことだけで満足してしまいがち。小宮さんは「自己満足じゃないの？」と言っているけれど、僕らは「そうなんかもしれんな」っていつも考えながら「ことに当たっていく」ことがすごい大事なんやろな。

**小宮**　「これでいい」って言っているけれど、「本当は違うものが食べたいんじゃないの？」「本当はもうちょっと違うことしたいんじゃないの？」とか、ときどき聞いてみたりね。

**和田**　違う言い方をすれば、選択肢を２つ示して「どっち食う？」みたいな（笑）。選択肢があると、梨に手が向かないことがわかり、梨を出したときに「ありがとう」と言っているけれど、ほんまは梨が好みじゃなくて、柿が好きやったんやってわかるわな。

結論的にいうと、小宮さんも僕も、「笑顔やありがとう」をモチベーションに仕事に励むのは全然OKで悪くないんやけれど、それだけにとどまってしまったら、獲得するものを見失ってしまうんと違うかっていうことやね。

**小宮**　都合のいいおばあさんになってもらおうと思わないでほしいわね。

## へこたれへん介護職がいっぱい増えなあかん

**和田**　そう考えてグループホームでの実践を眺めると、「人が生きる姿の維持や取り戻し」を応援しようとする職員が増えたな。グループホームという仕組みができたことによって、その場面に出会えることができるようになった。その考え方がグループホームに入っている。

**小宮**　グループホームがなかったときは、本当に好きな食べ物が出てきたら、それで「うれしい、ありがとう」って言うだけでとどまっていたかもしれないのが、今だったら、好きな食べ物の話をしていて「じゃあ、自分がつくってあげようか」と言うおばあさんが出てきて、みんながびっくりするとか。

**和田** こんなまずい飯はあかん、私がつくってあげるとか。これはグループホームの功績やんな。

**小宮** そういう言動を引き出せる舞台装置なんだよね。

**和田** それをちゃんと感じないで対症的な認知症ケアだけ考えていると、特養と違いのないものになってしまうんやろな。逆にいえば、特養をグループホーム化していけばいい。

**小宮** 「徘徊しなくなったよ、よかったね」なんて、思ってしまうとか。

**和田** 職員にとっての「落ち着き」を目指したりとかな。

**小宮** 「昼夜逆転しなくなった、よかったね」「叫ばなくなった、よかったね」とか。

**和田** そうなってしまうわな。

**小宮** あんまり叫ばないぐらいだったら、「めしー、めしー」と叫んでくれたほうがいいやって思うときもね。薬で目がトローンとして、「もう生きても死んでもいいや」みたいな顔をしている人を見るぐらいだったら、叫んでいるほうがいいのかもしれない。

**和田** ホンマにそうや。自分たちに手間がかかりすぎるし周りにも迷惑かけるから薬に頼ってみたのはええけど、ドヨーンと活動性の落ちた婆さんを見たときに違いが出る。

そういうときに「生きることを支援する」っていう考え方をもっている職員は、「やっぱり前のほうがよかった」「あの元気な姿を取り戻そう」となり、家族や医師と話し合って薬をやめて、再び手間のかかる人に復活したときに「よかった、やっぱりこの姿こその人なんや」って喜べる。

**小宮**　それから毎日苦難の日が始まって……。

**和田**　また格闘が始まるんやけど、そのときは「薬を入れて」とは言わへん。

**小宮**　1日3時間も外を出歩くのにつき合ったりとか。それをストーカーのように毎日つけていって、「あー、今日はあっちに行ったけど、明日はどっちに行くんだろう」とか、ついていって「なんでこんなことしなきゃいけないんだ」とか思いながらも、やっぱり薬でドヨーンとしているよりはいいよねって思えたり。

**和田**　そういう介護職が増えたのはステキなことやな。しんどいことやけど、へこたれへん介護職がいっぱい増えなあかん。認知症に対応する専門職って、そういうことと不可分の関係やからな。

❹

13 廃用症候群

# Q レベルダウンしたのではなく、させた？

新型特養の職員です。お年寄りを尊び、その精神でお世話をさせていただいている向こう側で、自分たちが気づかぬうちに、実は廃用を促進しているのではないかと疑問を感じました。

職員間でもよく
「○○さん、レベルダウンしたわね」と話し合ったりしていましたが、
それも「レベルダウンさせた」のではないかと思うようになってきました。

# A 能力を発揮する機会を奪って、できない人にするのは人災

和田行男

高齢者への尊びというよりも「人への尊び」はとても大切なことだと僕も思うが、「尊ぶ」とはどういうことかを掘り下げる議論があまりにも少ないように感じている。

介護保険法の目的には「尊厳の保持」という言葉が使われているが、この「尊厳」にしても同じことだ。

僕はこの仕事につく前、障がいのある人たちと一緒に社会的な運動に取り組んでいたことがあり、少なからず関係をもっていたので、福祉のことについて勉強したことはまったくなかったけれど「ノーマライゼーション」だとか、「人として」とか、「支援」とか、「主体性のある暮らし」といったことへの思慮はあった。

同じ福祉という土俵にありながら、高齢者福祉といわれる世界に入ってみると「お年寄りを大事にしなさい」とか「尊びなさい」といったかけ声は威勢がいいけれど、「言葉づかいはていねいだが画一的」「能力があるのに使う機会を奪う」「自分の意思を行動に移そ

うとするとクスリや施錠で行動を制限する」「選択権を保障するという思考がなく選択肢がない」など、とても「人として生きる姿」を追求しているとは思えない現実を見聞する。

そのひとつが「自分のことは自分でする」「できることは自分でする」という、人としての当たり前の姿を奪い取る思考と仕組みに基づいた廃用の促進である。

質問者が疑問をもつのも無理はなく、特養の場合は「収容して保護する」という仕組みになっていて、長きにわたってお上が「管理の場」として養ってきたことも多大な影響を与えているだろうし、介護保険になって「サービス」なんていう言い方から起こる勘違いが、よりいっそう廃用を促進しているように思えてならない。

それでも新型特養は、介護保険法の目的に謳う「有する能力に応じ自立した日常生活を営むことができるように」を実践しやすい仕組みになっている。シンボリックに違いを出したのが「食事の提供方法」で、従来の特養では厨房で作られたものを入所者に配膳するだけだったのを、新型特養では入居者の生活の場面にキッチンがあり、入居者と一緒につくることもできるようになった。

ただグループホームのように、その時々に食べたい物を買いに行き、いちからみんなでつくって食べるという仕組みではなく、その人の意思や能力を全面的に開花できるわけではないが、特養に比べ「食行動における廃用防止」といういい方をすれば、大きな前進である。同じ要介護5という状態にあっても、グループホームなら要介護度に関係なく買い物に行けたりもする。

使わないと使えなくなる廃用は人災の側面が強く、介護のなかではとても重要な課題である。しかし、それを阻むのが「奉仕」「サービス」「尊び」「感謝」「愛」といった、人々が惑わされやすい言葉の陰に隠れた「できることまでしてあげる、脳も身体も生活のなかで使わない実践」で、その実践により「**介護側はよいことをしている＝受ける側の能力を下げてしまう＝人として大切にできていない**」という変な図式になってしまっているのである。

歩くことができるのに歩かせてもらえず、歩くことが困難になってきているだけなのに「歩けない人」といわれている人がたくさんいるのではないだろうか。

笑い顔をつくれと脳は指示を出せるのに、人々との関わりがなく喋る機会がなくなり、顔の筋肉を使う機会がなくなることで硬くなり、笑い顔がうまくつくれなくなり、「表情の乏しい人」という烙印を押されている人がたくさんいるのではないだろうか。

認知症になって事がうまく運べなくなり、皿を洗えば不完全なまま食器棚にしまい込んでしまい、洗濯物をきちんとたためず・しまえず、「私がやったほうが早いから」と家族に言われて、食器を洗うことも、洗濯物をたたむことも、家事全般をすることがなくなり、

「何にもできない人」と紹介されている人がたくさんいるのではないだろうか。

そんな人が専門職の前にくるわけで、「さすが専門職は違うな」って言われるような仕事ができたときに「違うんです。本人の能力を発揮する機会がなかったために誤解されていただけなんですよ。誰だって誤解されたくはないですよね。本人の名誉のために誤解を解くのも僕らの仕事で、それが僕らにとって本人への一番の尊びなんです」って言えたらかっこいいいし、それこそ介護の仕事のプライドと誇りではないだろうか。

対談

# 廃用は、もったいない

## 過用、誤用、廃用

**和田**　小宮さん、「過用、誤用、廃用」っていう言葉知ってる？

**小宮**　知らない。

**和田**　僕も数年前に、田中義行さん（株式会社大起エンゼルヘルプ理学療法士。拘縮予防や介助に関するセミナーに定評があり、全国で引っ張りだこ）から聞くまで知らなかったんやけど、理学療法士の教育課程で出てくる言葉なんやて。廃用は介護の世界でもずいぶん昔から言われてきたけど、誤用や過用なんていう言葉は僕も知らんかった。使いすぎはダメ、間違った使い方はダメ、使わないと使えなくなるという、この3兄弟はなかなか面白くて、いろんなところで使わせてもらってる。

**小宮**　お年寄りが廃用になりやすいのは、私たちが想像してる以上だということを理解しないと、とんでもないことになるよね。

**和田**　そうやな。僕が関係している法人さんでは、グループホームとデイサービスを併設してるんやけど、デイサービスの利用者のほうが体力ないもんね。

**小宮**　折り紙して歌っているだけで、動かないからですかね。

**和田**　デイサービスでも自宅でも動きが少ないわな。まず歩かへんやん。しかも、外を歩くことなんてほんとないやろ。それに比べたらグループホームの入居者は、生活に欠かせない買い物に毎日歩いて出かけてる。

同じ人が、自宅をベースにデイサービスを利用するのと、自宅から転居してグループホームに入居するのとやったら、取り戻しのスピードは全然違うな。まさに、使わないと使えなくなっていくことが如実に出てしまう。もちろんグループホームによっても違うけどな。

僕のところでは、入居者が入院したら、リーダーが医師と相談をして、「病院のなかで歩かせてもいいか」と聞き、許可が出たら、歩かせるために面会に行くもんな。病院に頼んだって、「人手がないのでできない」って言われるんやけど、グループホームに戻ってからでは取り返しのつかない状態になったり、取り戻しに時間がかかったりするからな。

**小宮**　日本の医療で一番まずいのは、ベッド数ばかりやたら多くて、人手が少ないところ。体が衰えないことを支えるという当たり前のことがまったくできていないから、病院にいると悪くなってしまう。

**和田**　そうやな。

**小宮**　「手術は成功したけれど、寝たきりになりました」「骨折は治ったけれど、寝たきりになりました」「感染症は治ったけれど、寝たきりになりました」って、そんな仕事をしてたってしょうがないと思うの。

下手したら、お金を使ってるにもかかわらず体を悪くして帰ってきて、そのまま寝たきりになって、取り戻せないほど悪化しちゃう例がいくらでもあると思う。もっと日本の医療・介護全体として廃用を起こさないためのケアのあり方、支え方、生活のあり方を考えないと、本当に本末転倒のことが多いわ。

**和田**　わかんないでそうさせてしまっていた時代はしょうがなかったと思うけど、今はわかってるのに手をつけないで、みすみす廃用を促進しているんやもんな。

**小宮**　本当はデイサービスなんかでも、建物に来てそのなかで何かやっているよりも、集まったらまず公園に行って、1時間くらい歩いて帰ってきて、お風呂入ったりお昼食べたり……。廃用を防ぐためのそうした取り組みをもっとやるべきだと思う。

**和田**　廃用はもったいない。

## 専門職は組み立てる支援を

**小宮**　体が廃用を起こすと、心のほうも廃用を起こします。

**和田**　脳と身体は連動してるからやろな。

**小宮**　そして社会性がなくなっていきます。実際に取材した人の例ですけれど、老健の4人部屋にいると、人のものを取って食べちゃったりしていたけれど、一種の廃用だと思うのよね。グループホームに移ってちゃんと社会性をもって、一人の人間としてプライドをもって生きるという状態を保っていたら、そういうことはなくなった。意欲が出なかったり、社会性がなくなって極度に自分中心になることが全部つながって起こってくるから。廃用を起こしていろいろな機能が下がっているときに、それを取り戻すためにグループホームという舞台はすごく有効だよね。

**和田**　そうかもな。僕のとこのグループホームのある婆さんが、長谷川式スケールを入居前からやってたんやけど、入居してからも毎年定期的にやっていたら、「100引く7」の点数だけが良くなっていくのよ（笑）。

**小宮**　それって「100引く7はいくつ?」「その答え引く7はいくつ?」って計算をしてもらうテストのこと?

**和田**　そう。医者が「なんでや」って話になったんやけど、職員から「毎日買い物に行ってお金の支払いをやってる」と聞いて納得してたわ（笑）。

**小宮**　「100引く7」を連続して何回までできるかって、私自身だってほとんど自信ないけどね、今でも。

**和田**　生活のなかにあったことがなくなって、できなくなったと思われていたり、わかんなくなったと思われていることがいっぱいあると思うで。歩けなくなるとかもそうやし。

**小宮**　料理だってそうですよね。野菜を切るとか、魚を焼くとか、部品はみんなできるんだけどね。

**和田**　そうやな。部品と部品をつなげることができなくなっただけやのに「できない人」にされている。

**小宮**　認知症になってできないことというのは、時間の流れに沿って判断を積み重ねることじゃないですか。だからそれを補う支援が重要ですよね。特に、もうすでにしたことが目で見てわかる場合は大丈夫だけれど、やったことが目に見えない場合は支援が必要です。「このおつゆ、透明に見えるけど、もう出汁（だし）はとったから、次をやりましょう」とか、さりげなく支えて、もし間違えてまた最後に砂糖を入れそうになったら、「砂糖は見えないけれど、もうちゃんと入れたから」って言ってあげればいいだけです。ほかの部品はみんなできるし、それで自分が実際に手を動かしてできあがったら、達成感も味わえます。それから人様に自分のつくったものを差し上げることもできる。自信を取り戻せるし、満足感も得られるし、やっぱり料理はいいよね。

**和田**　そのつなぎのところが「手順」なわけやけど、道具の使い方や材料の処理の仕方がわかっていたとしても、何をどういう順番ですればいいのかわからなくなったりする。道具のある場所やその使い方、材料のある場所やその処理の仕方、調理の手順といった工程のなかで、何がわかっているのか、何ができるのかといった見極めをすることもなく、手順がわからなくなっているだけなのに「全部できない人」にされ、調理行為のすべてを取り上げられるんやもんな。

**小宮**　職員よりもきれいに野菜の皮をむくことができるよね。

**和田**　本当にそう。逆に教えてもらわなあかんし、指導料を婆さんに払わなあかんくらい世話になっている。

**小宮**　それで「教えてください」と言って一緒にやっていると、すごく喜んで教えてくれて元気になったりね。

**和田**　グループホーム草創期の頃に東京都主催の開設前研修っていうのがあったんやけど、神奈川県でグループホームをやってる人が講師で来てて、受講者が「職員採用にあたり、どんな人がよいとお考えですか」って聞いたんやわ。

　そしたら講師が「お料理の上手な人がよいと考えています」って答えたんよ。そしたらその研修に来ていた都内のグループホームの若い男性職員が「僕は料理なんてできなかったけれど、入居者が教えてくれたし、『私がやるから見てなさい』と言われ、その入居者の姿を見て『面接時に家族から聞いたのとは違ってた』ことを職員全員が知り、その後の支援全体が変わった」って。

**小宮**　そうそう、職員は「教えてもらう役」を上手にできる人がいい。

**和田**　テレビを見てたら、あるグループホームが紹介されてたんやけどな。入居者が、入居されてからしばらく混乱しまくってたんやけど、その婆さんのことを調べると、そばを打ってつくるのが上手だということがわかった。そこで、それを準備してやってもらったところ、手慣れた手つきでつくりはじめたんやわ。

その光景を職員が取り囲んで見ていて「誰々さん、すごい!」とか何とか言ってたんやけど、その婆さんにしてみたら、「そんなもん当たり前や。何年やってると思ってんだよ。おめえらがこの機会を奪っただけやろが」ってことやろ。こんなことができない、あんなことができない、お年寄りだからやってあげなきゃって、周りが勝手に決めつけてるだけ。実は「できる能力はあるのに、する機会がない」「少し手を貸してくれればできるのに、その手がない」ってことで、どんどんできないっていうことがつくられてきたわけや。

**小宮**　あるデイサービスでうどんを打ったんだけど、その後お昼まで少し時間があったので、ちょっと散歩してきましょうってことになったのね。散歩から帰ってきたら、みんなうどんを打ったっていうことをすっかり忘れているわけ。それである利用者が、自分のつくったうどんを見たときに「あっ、うまそうなうどんやな。すごいよくできてるじゃん。長さもちょうどいいし」って。

つまり、認知症になるといろんなことがわからなくなると思われているけれど、その人にとっての「おいしそうなうどんの基準」はきっちりあって、自分の基準に合ったものが目の前に出現したから、自分でつくったものなのに、「いいうどんだ」ってことになった。

**和田** いいうどんだよね。

**小宮** 私もその手を使ってみようかな。自分の番組見ながら、「おおっ、これ、いい番組じゃないか」って言っちゃうとか（笑）。やはり、おばあちゃんたちには私よりできることがいっぱいある。私、うどんなんか打てませんからね。結局、お年寄りがもともとできることをやってもらっているんだよね。

**和田** そうなんや。使わないと使えなくなるということは、使える能力があるのに使う機会をつくらないで奪ってしまって「できない」をつくってる。

**小宮** 使う機会とか使える設定がない。

**和田** 環境がな。

**小宮** うどんをつくれる人でも病院に入ってしまえばキッチンがないのでつくれないし、

この人がうどんをつくれることが誰の目からも見えなくなっちゃうわけじゃないですか。だからこそ、「生活の場」で生活することが大切だと思う。使える能力を使う機会やきっかけ、設定に満ちたところにいたら、自分からそれにたどりつけたり、周りの人の簡単な働きかけでその人のなかにある能力を引き出せるから。

**和田**　しかも、僕にしても小宮さんにしてもそうやけど、僕らの生活のなかにもいっぱいあるんやよな。年齢や認知症の有無に関係なく、使わないと使えなくなるもの。いっぱいあるやん。

本人の「能力に合わせてできるように整える」ことによって、できる状態をつくっていけばいいいし、取り戻していけばいい。それが介護の本質的な仕事なんやから。

## 人のなかの可能性をめいっぱい引き出す

**小宮**　以前、和田さんのグループホームの写真を見せてもらったとき、おばあちゃんがベランダから身を乗り出して、干していた布団を引っ張りこんでいる写真がありました。そういうことって、筋力トレーニングをたくさんやるのではなく、生活の場で少しずつ生活になじんでいけば、しばらくしたら取り戻せることが多いんじゃないかしら。

**和田**　おもしろいのは、今までやったことがあることって、脳が覚えてるんだよな。だから、すごく取り戻しやすい。

**小宮**　若いときに着物の着つけをやっていた人が、認知症になったんだけれど、職員に頼まれたらさっと着せてくれて、「みんなにもしてあげるよ」と本当に喜んだことがありました。認知症の人は、できることがいっぱいあるんだなって思ったし、できることを引っ張り出してあげたいとも思いました。

**和田**　目の前に現れた小宮さんという婆さんを「何もできない人」と固定視するのは素人だよな。結局、固定視するっていうことはどういうことかっていうと、その状態から上げる力を注がないっていうことやからね。僕は、**向こう側に隠れてるものを描いて引っ張り出していく力が専門性**だと思ってるから、どんな人に対しても引っ張り出したくなるし、固

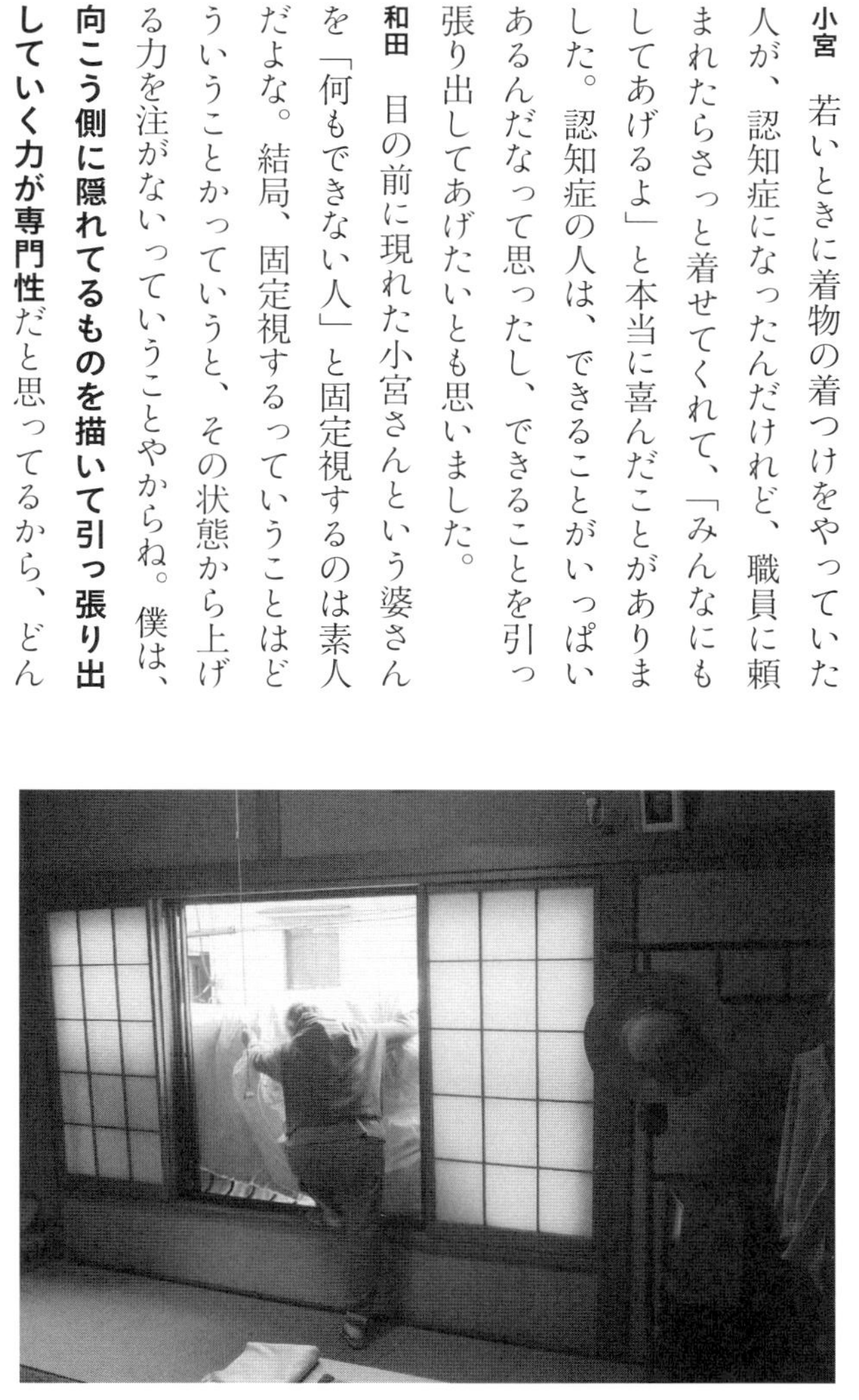

定的な見方はしないし、みすみす能力を低下させるようなことはしたくないな。

**小宮**　専門職として悲しいのは、人の可能性を信じることができないということよね。

**和田**　本当にそう思うで。

**小宮**　和田さんが関わっている老人保健施設のおばあさんたちのビフォー・アフターのビフォーの写真を見ると、すごいよね。みんな机に突っ伏して、無気力状態。できるだけ他人と関わり合いにならないで過ごしていたもんね。その人たちが「お出かけ基地」※に通うようになって、みんなそのうちスタスタ歩けるようになって、向こうに着いたら、お料理をつくったりしていた。

**和田**　そうやな。たとえいろいろな場面で答えが違うのかもしれんけど、僕の仕事は「小宮さんが小宮さんであり続けるためにどうするか」っていうことだけやと思うねん。それは、コンビニがつぶれてもほかに取って代わるものがあるけれど、小宮さんがつぶれたら小宮さんに取って代わるものはないやろ。

そう考えると、小宮さんが小宮さんであり続けられることを支えていく仕事って、代替

※ **お出かけ基地**…本文中の介護老人保健施設では、利用者が活き活き暮らせるよう、近くの民家を使って、毎日そこに出かける支援をした。最初は少し歩くことさえ難しかった人たちも、毎日続けることで筋力がつき、習慣もでき、毎日外に出て歩くことが普通になっている。

がないと思ってるんよ。だからこそ、力尽くさなあかんって。

わかんないことにも挑むし、わかってることをみすみす見逃すようなことをしたら、金もらってて恥ずかしいから、せめて廃用はできるだけ防ごうぜってことや。❹

# 14 個室 or 多床室――お年寄りは一人じゃさびしい？

## Q 個室と多床室、どっちがいいですか？

特別養護老人ホームに勤める介護職です。

私の施設では個室・ユニット化を図ってきましたが、

「お年寄りが個室じゃさびしいだろう」

「4人部屋ならば楽しいはず」

と、多床室に戻す動きがあります。

介護職としては多床室のほうが介護しやすいので
歓迎しますが、お年寄りにとってはどちらが
幸せなのでしょうか。

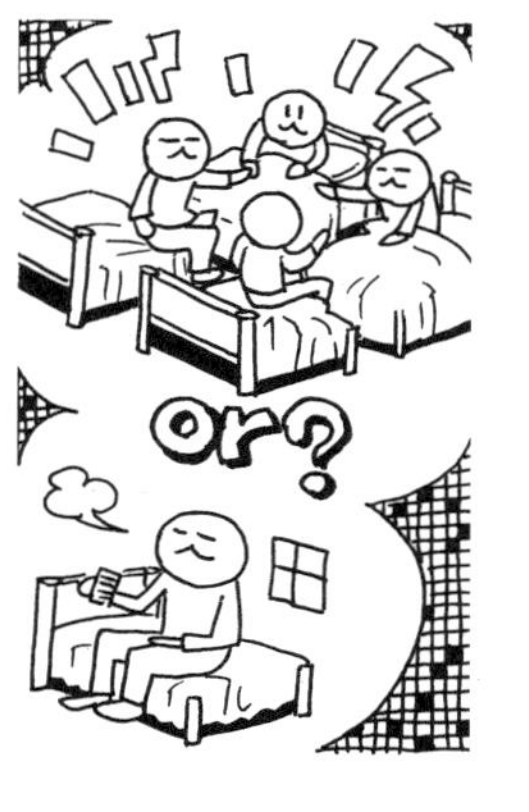

# A 一人になれる時間と場所の確保を

小宮英美

自分の場合を思い返してください。親と一緒に自宅に住んでいるか、あるいは子どもたちと一緒に家族で住んでいるか、どちらの場合でも、寝るときは一人、もしくは夫婦だけで寝ます。子どもたちも、大きくなったら自分の部屋をもつことが多いですよね。食事やお茶、テレビを観る団欒（だんらん）の時間は、食堂やリビングに集まってきます。そこで皆と楽しく過ごし、各自が自分の部屋に戻り、勉強したり、趣味活動をしたり、自分の好きな音楽を聴いたり、読書をしたり…。

一人でいることが好きな人、大勢でいることが好きな人、さまざまなタイプがいますが、一人でいる時間と大勢でいる時間を調節しながら精神衛生を保ち、自分が疲れないようにしていますよね。

家族でさえそうですから、赤の他人同士が集まって住んでいる老人ホームでは、一人になれる時間と大勢で楽しく過ごす時間と両方があって、それを各自が調節できることが大切だと思います。1泊や2泊の旅行ならばともかく、毎日の生活を他人とずっと過ごすのはストレスです。**ストレスが混乱に結びつきやすい認知症のお年寄りには、集団生活のスト**

**レスは悪影響を及ぼします**。

京都大学の教授だった故・外山義さんの調査で、多床室、つまり雑居部屋のお年寄りは、個室で暮らしているお年寄りと比べると、人と関わらないように過ごしているという結果が出て、「さもありなん」と納得しました。6人部屋の特養で、窓際のお年寄りは窓を見て過ごし、廊下側のお年寄りは廊下側の壁を見て過ごし、真ん中のお年寄りは天井を見て過ごしているという結果です。お互いを透明人間のように、「いないことにして」「見ないようにして」振る舞っているというのです。

確かに、認知症の人が混乱したときや、誰かが排泄で失敗したときなど、同じ部屋にいる人は見なかったことにして静かに過ごすでしょう。お互いを尊重するためには、つらい部分を見なかったことにする、関わらないようにするしかないからです。

**個室か雑居部屋かは、お年寄りの自立度にも影響**します。私が関わったある個室ユニット型の施設では、雑居部屋から個室ユニットに変えたことで、お年寄りが自分の身の回りのことを自分でするようになりました。この施設は個室ごとに洗面所やトイレがついていて、個室ユニットに変わって、起床や消灯・就寝などの生活時間が自分の自由にできるようになりました。朝早く目覚めたとしても人の迷惑を考えずに行動することができ、低座面の車いすに移乗すれば、車いすに乗ったまま足を動かして自分で洗面所に行き、歯を磨いたり顔を洗ったりするようになったそうです。

早起きのお年寄りは時間がたっぷりあるので、ゆっくりと時間をかければ自分でできる場合もあります。同室の人が混乱していたからという理由で、夜眠れないこともなくなりました。また、インフルエンザなどの感染症予防にも威力を発揮します。

お年寄りは私たちと同じ普通の人たちです。寝たきりになったり認知症になった途端に、感受性が弱まったり、自尊心がなくなるわけではありません。介護職は、お年寄りの自尊心や感受性を守ることが大切な仕事だと思いませんか。

**対談** 

# 先人が命がけで勝ち取ってきたもの

## 「尊厳の保持」はどこにいった⁉

**小宮**　まだこんな話をしなきゃいけないのかって腹が立ちますね。私は1992（平成4）年ぐらいから高齢者の番組をつくっていて、最初につくったのが多床室の問題です。それまでの厚生大臣は、答弁になると「学生時代は寮で楽しかった」などと言って「多床室がいい」と弁解していました。1993（平成5）年、大内啓伍厚生大臣が初めて「私は一人のときは一人になれて、それ以外に皆さんと一緒に過ごせるところがあるのがいいと思います」って言ってくれたのよね。多大な努力をしていろいろと説明をしてきたから、ようやく新しい時代になったと思いました。

その後、グループホームやユニット型特養もできて、どんどん個室が増えてきました。しかし、赤の他人と一緒にずっと暮らすという恐ろしい状況を理解せずに、「お年寄りは、大部屋のほうがさびしくないんだ」と言う人がいることに本当に腹が立ちます。

**和田**　世のなかの流れを振り返ると、認知症になって自宅での生活を続けられなくなったら、精神科病院だ特養だと雑居生活を強いてきたわけやろ。いわゆる、収容・保護生活。

でもそれはおかしいんじゃないか、人としての国民生活からあまりにも遠ざけているという反省から、いろんな人たちの力で、収容という形態は変えられなくても、せめて収容先で自分のために囲われた空間を確保しようということから個室化になった。

囲われた住まいを国民に確保するのは当たり前で、基本的人権を保障する=個室化は、憲法を守るというコンプライアンスに基づいた流れやということを考えてへん。

**小宮** 私たちが出張に行って、お風呂とトイレが自分の部屋についてないホテルで、他の人と同じ部屋に泊まる？ 社会人になって28年になるけれど、そんな出張は1回か2回だったわよ。アリューシャン列島に行ったときと、被災地に行ったときだけ。

**和田** それは宿泊先の話やろ。施設の話はまた別やないか。

**小宮** でも、宿泊先ですらそうなんですよ。

**和田** 宿泊先として2人部屋にする、4人部屋にするというのは、「修学旅行に行って、みんなで行ったら楽しかった」っていう話になんねん。

**小宮** 宿泊先でわずか1泊のことも我慢できないのに、生活の場でどうしてなんでしょうか。

**和田** ケア論やなくて、この国では憲法によって誰にも侵されない「自分の空間」が保障されているわけだから、日本の生活の基本としてちゃんと「個の住まい」が保障されなあかんと思ってる。その証として、議員宿舎も公務員宿舎も公営住宅も、全部「個別」になってる。

**小宮**　多床室なんてきれいな言い方をしないで、雑居部屋って言えばいいのよね。

**和田**　ホンマ雑居部屋って言わなあかん。雑居フロアの雑居部屋やな。外へ出たら雑居フロアで、中へ入ったら雑居部屋、雑居室や。

**小宮**　「雑居がいい」って言ってる人は、本当に雑居がいいと思ってるんじゃなくて、財政的に安く上げたいから、インチキで言ってるんでしょ。自分はいいと思っていないのに、ろくに考えたわけでもなく。

　また、ケアが楽だからとか、建物を建て直さなくていいとか、社会福祉法人の人たちがすすんで「雑居部屋を復活させろ」と言ってるのがすごくおかしい。本来、寄付を募ってでも弱者のために仕事をするはずだという理由で、税金も免除されていて、それが社会福祉法人なのに。なんかすべてが狂ってると思いますね。

## 一人でいられるところと、みんなでいられるところと両方必要

**和田**　「尊厳の保持」ということが2006（平成18）年4月から、介護保険法の目的規定に加わった。その前には身体拘束廃止だとか、いわゆる国民主権っていうか、人権の観点か

ら、いろんなことが介護の世界に入ってきてたわけや。そのなかで僕の先輩や仲間たちっていうのは、自分がどんなにつらくても、例えば、職員が集まらなくて休日出勤しようが何しようが、「今まではおかしすぎた」と思って、一生懸命変革のために努力してきたわけや。それこそ大きな意味でのコンプライアンスを掲げて、それを宝物にして。

そうやって一生懸命やってきた人たちをいとも簡単に裏切るのかって話やんな。そのことが、ものすごく腹が立つ。

**小宮** それも都道府県知事や自治体の長が、雑居部屋が必要だなんてことを平気で言います。

**和田** 「おめえらのコンプライアンスは何や?」ということをすごく思うな。だから、雑居部屋を国や保険者がやるっていうのならば、憲法の条文に「要介護状態になり介護保険事業で支援を受ける者は除く」と憲法改正を求めたいし、介護保険法から「尊厳の保持をはずせ」って言いたい。そのぐらいの覚悟でやるんだったら「それも国民の到達点やからしょうがない」と思えるけれど。

しかも小宮さんが言っているように、その根拠・論拠になってるのが「大勢でいたら楽しい」っていうのでは「何を言ってるんや」って感じやな。「個室はお金が高すぎて低所得者が入れない」と言う前に、「低所得者でも個室に入れるような制度にせよ!」って叫べよ。

どこの公営住宅に雑居住宅があるんや？　非常時にかけつけられる目的で造られる公務員宿舎は雑居かって聞きたいわ。

国民生活の基本を保障しない制度・仕組みが、ある時期に存在するというのは、社会の到達点やからしょうがないと思えるし、それを変えていくことに尽力するだけのことなんやけれど、整えてきたものを逆行させるっていうのはとんでもないことやと思うねん。

**小宮**　「お年寄りが個室にいるとさびしい」っていうけれど、ずっと暮らすことを考えて、自分が誰からも見られたりすることなく安心して好きなように過ごせる空間がないって、ものすごくつらいことじゃないですか、普段の生活でも。

一人でいられるところと、みんなでいられるところと両方必要だと思うんですね。普通の家族でも同じで、家に住んでいたらみんなで集まって食事するところと、自分の部屋や夫婦の部屋があって、みんなうまく調節して生きています。人によっては、学校や会社でみんながいる部屋にいたり、会社の人のいない喫茶店に行ったり、いろんな空間を行き来することで、ムカムカしたり、さびしかったり、人がいてうっとうしかったりっていうのを調節しながら生きてるじゃないですか。

どんなに親しい家族でも、自分の部屋に引っ込みたいと思うときがいくらでもあるし、夫婦だってずっと一緒にいたらしんどいから、ちょっと違うところに出かけてくるとか、そういうふうに精神衛生を保って生きているんだと思うのね、人間の社会って。

それを年寄りになった途端「一人になったらさびしい」とか言って、そういう私たちが普通に自分を保つためにやってることを、全くしなくていいみたいなことを言うのは失礼極まりないし、人そのものをまじめに考えようとしていないんじゃないかしら。

**和田** 個室には選択肢がある。人を呼び込むこともできれば、一人になること、追い出すこともできるわな。でも多床室にはその選択肢がないわけで、選択権の侵害でもあるわけや。自分の私的私有空間に戻っても自分以外の人がいるし、廊下に出てリビング（コミュニティ）に出ても二人以上いる。

選択権がないっていうのは、どう考えてもおかしい。個室をベースにして、二人のほうがいいという人が二人いたら二人で過ごせばいいし、それが嫌になったらまた離れればいい。そういう仕組みが、普通の人間の当たり前の姿やんな。それを「あなたはお金がないんだから、4人部屋か、フロアに出たら10人、50人のところ」みたいにそれしかないっちゅうのは、どう考えてもおかしい。

## 選択できることが大切

**小宮** 以前、個室ユニット化した老人病院について、ユニット化の前後を統計的にいろいろと調べたことがあります。そうしたら、家族がよく来るようになったことが変化の一つに挙げられていました。

**和田**　気兼ねせんでいいもんな。

**小宮**　場合によっては、個室に簡易ベッドを持ってきてお年寄りと一緒に横になりながら、一日中おしゃべりをして過ごす家族がいました。だから、滞在時間も長い。

そういう家族の人たちに聞くと、多床室だと本人の好きなものを持って行きにくいと言います。例えば「メロンが好き」だから持って行きたいけれど、周りの人にもあげないと申し訳ないから持っていけないとかですね。「娘が一等賞取ったんだよ」など、すごくいいことを話すとほかの人に申し訳ないから、そういう話もできなかったという話もありました。また、これまでの部屋にはパイプいすしかなくて、長くいると疲れるので早く帰ると言っていました。

個室に変わったら、本当に長く過ごせるし、ほかの人を気にしないでいい。何よりも高齢者がみじめそうに過ごしていません。以前は病院に行くのが苦痛だったけれど、個室ユニットに変わったら行くことが楽しみに変わった。だから、しょっちゅう行くようになったとある家族は言っていました。すると、車いすに乗せて外出しようとか、ごく当たり前のことが始まったんです。

個室にすることが、いかに当たり前に戻ってくるきっかけになるかですね。行きやすいところになって、本人のためにいろいろしてあげる気持ちになれる空間になったということです。

**和田**　僕がまだ国鉄に勤めている頃、友だちが骨折で入院したとき、4人部屋に入ったんやわ。お見舞いに行ったら「結構楽しいで」って言うねん。「なんでや」って聞いたら「隣の人も足上げてるし、隣の人も足上げてるし」って言うわけ。

**小宮**　みんな一緒だから、人の不幸は蜜の味ね（笑）。

**和田**　そう。しかも、同じ境遇に置かれている者同士で話がしやすいって言うんやわ。患者友達（患友）っていうやつ。たぶん、そういうことをとらえて「多床室のほうがいい」と言う人もいるんやけど、「それが嫌や」と思う人にとっては、苦痛の極みでしかない。そいつだって、喋りたくないときはカーテン引いていたもん。しかも「早く出たい」とも言ってた。

**小宮**　それに、数日とか数週間とか数か月じゃなくて、何年も暮らすんだもんね。他人と一緒の空間に長い間いると、お互いがお互いを慮り、変なことを見ても、見なかったことにして過ごすようになるでしょ。お互いに自分がいないことにして、相手もいないことにして過ごすと、まともな社会関係が結べなくなってくる。

相手が排泄に失敗したのをいちいち「大変でしたね」なんて言えないから、何もなかったことにして過ごしていると、毎日同じ部屋にいるのにまともな会話にならない。そうすると、共有空間に出てきても何もなかったことにして過ごしているから、ほかのお年寄りに話しかけることがあまりないといいます。

それが個室になると、個人的な空間ではお互い本当の意味で何もなかったことにして過ごしていられるから、相手が失敗したことなども知りません。自分のプライドが守られる空間がないところだと、他人がいるのにいなかったことにする関係が支配的になっておかしくなっちゃうのよね。

**和田**　実務的な話でいうとな、4人部屋って空調を個別にできないわけよ。この人は寒がり、この人は暑がりということに対応するのが難しい。本当はその人に合ったアナログ的な支援がいいはずやのに、「あり」か「なし」かのデジタル支援になってしまう。

**小宮**　老人ホームや病院って、身体の弱いお年寄りを守るところじゃないですか。安眠を確保するのは健康維持の基本だし。インフルエンザやノロウイルスに感染したら雑居部屋では大変です。

**和田**　そうやな。

**小宮**　個室では一度に伝染しないけれど、多床室ならば利用者を守れません。感染症一つとっても、多床室だから楽しいといっている場合じゃないわよね。認知症のお年寄りは混乱しやすい人たちなのに、一人が混乱するとみんなに影響が広がってしまいやすい。お年寄りを守るどころか、みんなが一緒に体調を崩してしまう空間になっちゃうよね。

## 本人があきらめないことを支える環境

**和田**　僕が危惧（きぐ）しているのは「認知症になっても人として生きていけるように支援したいよね」なんて語ってる仲間のなかにさえ「一人より二人のほうがいい人もいるよね」なんて言って、多床室を肯定している連中がいるんやわ。これには参った。「認知症になろうが身体に障害をもとうが、人として生きていけるように」なんて言っていたのにやで。

結局は「美しいケア論」として言っているくらいの話で、本当にこの国の人が国民の一員として最期まで生きていけるようにどう支えられるかという本質的なところを押さえてない。だから、現象として情緒的に「そうだよね」と思ったことで流されてしまうんやろな。

**小宮**　それは深刻ね。

**和田**　深刻やで。だからよけいに怒ってるんや。

**小宮**　4人部屋の施設で長い間働いていると感覚が麻痺して、それが普通に思えるのかもね。

お年寄りを支えるうえで一番大事な根幹は、認知症であろうとなかろうと、**本人が自分をあきらめないことを支える**ことだと思うんですよ。自分はまだまだ捨てたもんじゃない、一生懸命生きるために人に支えてもらってでも生きていいんだ。そういうふうに思えるようにすることなんだと思います。

今までできていたことができなくなっていくお年寄りのつらさをわからずに、「別に失敗したって大丈夫なんだから、頑張って」と言う介護職がいるけれど、それは介護職が大丈夫なのであって、お年寄りは大丈夫じゃないわけですよ。

本人はできるだけ失敗したくないし、失敗を他人に見られたくない。調子が悪いときにつらそうな顔をしているのも見られたくないよね。

きちんとおしゃれをして外に出て、人と関係をもって、あの人はきちんとした人だって見られていたい。それが保てていれば、自分をあきらめないですむと思う。でも、逃げ場がなくて、つらそうなところや痛そうなところ、駄目なところ、だらしのないところ、失敗しちゃったところを見られたら、自分をあきらめちゃうと思うのよ。

**和田**　僕はその「あきらめさせない」っていうのは、支援職として大きなキーワードやと思うねん。

多床室の話から逸(そ)れてしまうけれど、介護保険法を読むと「利用者が」「入居者が」「入所者が」って書いてあるものはすべて「国民が」ってことやろ。つまり僕らの仕事や制度は、国民が国民であり続けるために、国民生活をあきらめさせないこと、住民としての生活をあきらめさせないことであり、「施設生活者として生きていけるようにすること」ではないわけやん。

だから「自分でできることは自分でする」「社会生活を送る」という支援は当たり前のことで、「自分の私的私有空間がきちんと守られる」なんていうのも当たり前。

そう考えると、自分の家に他人が勝手に入ってきたら怒るし、不当なことには制裁を加えるのと同じように、僕らも婆さんの居室に入るときは「入りまっせ」「いいですか」とお伺いを立てたりノックしたりするわけやから。

**小宮** 何も言わないで母親が部屋に入ってきたら、今どき中学生だって怒るわよ。下手したら、小学生ですら怒る。

**和田** 自分のことやったら介護職も怒るって。それなのに「多床室のほうがさびしくなくていいでしょう」って言うのは、その感情の押し売りでしかない。

さびしいかさびしくないかを決めるのは入居者で、行政も含めて雑居という道しかないみたいな話をするのは、その時点で「あきらめろ」と恫喝(どうかつ)してるようなもんやし、それを制度化するっていうのは、やっぱりおかしい。

とにかく憲法があって、いろんな試みがされ、いろんな人の主張が入って、ユニット型特養やグループホームができたはず。尊厳の保持や個別ケアが出てきたはず。ここにきてそれを屁理屈でゆがめるっていうのは、許したらあかん。

**小宮**　利用料として支払うお金がないっていうのもあやしいよね。本人は年金や貯金を持っているのに、管理している家族が本人のためには使いたくないのではと疑いたくなります。

**和田**　「個室化」は、国民に対するせめてもの住宅政策で、国の根幹に関わること。お金や人手などが苦しい状況でも、一生懸命工夫してここまできたんやから、関係者の「不断の努力」（憲法より）を反故（ほご）にしたらあかんし、低所得者でも個室に入れる制度をつくるべきだと、この世界にいる連中は声出さなあかん。

これは「人として生きることを支える」という根源的なことの土台に、個室化を前提とした施策があり、その流れのなかにグループホームやユニット型特養もあるわけで、それに逆行する動きは、「不断の努力は不要」だといわれているのに等しいという危機感をもたなあかんと思うねん。真っ当な役人も怒ってたわ。

**小宮**　支援者は、やらないでもいいことをやっている変な人たちっていうことになるわけ？

**和田**　そうなってしまうわな。

**小宮**　お金もかかるのに、やらないでもいいことをやってる人たち。

**和田** 僕はものすごい危機感をもってるで、今の世のなかの流れに対して。怒りまくったから疲れたわ（笑）。

# 15 「ダメ出し」のその後

和田行男さんは２０１２（平成24）年４月、愛知県名古屋市に小規模多機能型居宅介護「滝子通一丁目福祉施設」を開設しました。

自身の認知症ケアを体現する場として期待が集まりますが、本書で提言したケアのあり方がどのように反映されているのか、対談相手の小宮英美さんが訪ねました。

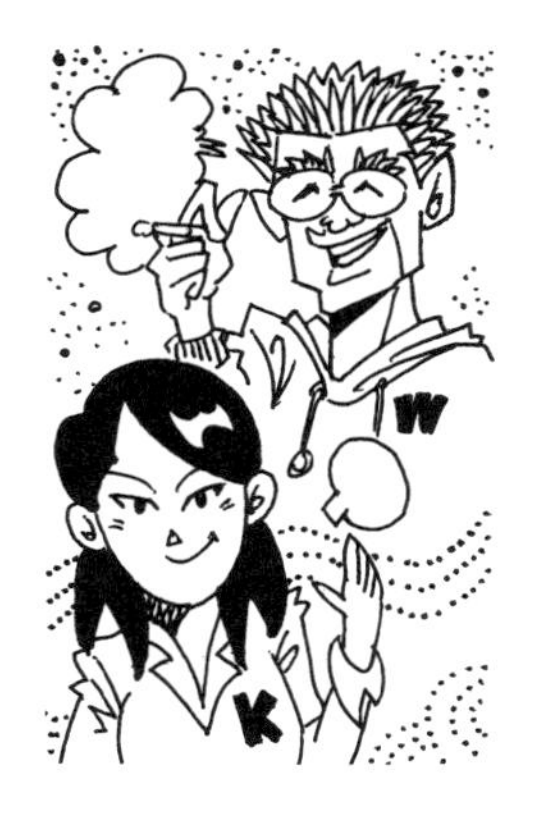

# 対談 これからの「認知症ケア」

## 「波の女」設立の動機――未経験者を活かすには

**小宮** 和田さんは次々と新しいことに挑戦していますが、今度は「波の女」という株式会社を立ち上げました。ここは、何をやりたくて立ち上げたんですか。

**和田** 名古屋に住むようになってから、名古屋のグループホーム関係の仲間たちが「会社を立ち上げて、和田さんがやりたいグループホームを名古屋でやったら？　応援するから」と言ってくれたのよ。ちょっと、経営をするということに対して渋ってたんだけど。

**小宮** 誰が渋って？

**和田** 自分が。

**小宮** ああ、和田さんが。

**和田** うん。だけど「社会福祉士をしている嫁さんの仕事のこともある」「やってみよう」ということで立ち上げ、グループホームの公募に挑むチャンスをいただくことができ、ありがたいことに選んでもらえた。

名古屋という全然知らない土地で仕事をする難しさもあったんやけど、周りの人たちがものすごく支えてくれて、小規模ながら、グループホームと小規模多機能型居宅介護の複合施設をやれることになったんや。

「波の女」の社長や施設長予定者など、準備室のメンバーの努力が実り、職員の採用もうまくいったから「これだったら、今までとはちょっと違うことをやってみようかな」と思ったんや。

**小宮** 違うことをやってみたいって、何だったんですか。

**和田** これからますます要介護状態の人は増えていくのに、人口は減っていくやろ。どう考えても、介護職が足りないやん。そんな状況のなかで取り組みたいと思っていたことは、ひとつは「人の手数」に頼るのではなく、介護職の能力を引き上げて「できることを増やしていく」道で、これはすでに僕が所属する法人の仲間たちと取り組んできた。

もうひとつ試みたかったことがあって、それは「まったく未経験の人にとって、どういうことがあれば短期間で生活の支援者として成るか」ということで、それに取り組ませてもらったんや。

**小宮** 未経験ってどういう意味ですか。

**和田** 介護の仕事をまったくしたことがない人や、社会人の経験もまったくない人やね。

この施設では、16人の職員を最初の段階で募集したんやけど、大学や専門学校を出たばかりの学卒者が8人も入社してくれたんよ。半数やで。びっくりやろ。

**小宮**　どういう学部を出た人たちなんですか。

**和田**　5人は、法学部・工学部・健康管理学部などで、1人だけ介護系大学の卒業生。1人は運動指導士の専門学校卒、1人はマスコミ系の専門学校卒業者。就職フェアやホームページを軸に、会社説明会に来てもらうことができた学生が30人ぐらい。そのなかで、縁あって「波の女」に来てもらえた人たちなんや。

## 業界の言葉に縛られない

**小宮**　福祉と関係ない人に仕事をやってもらうなかで、何か発見はありましたか。

**和田**　僕は大胆なほうだと思うけど、さすがに、要介護状態にある人や認知症という状態にある人たちにまったく会ったこともない連中を、いきなり現場に出すのもちょっときついかなと思って、まずは学卒者を10日間だけ名古屋の友人のグループホームに行かせてもらって、その後1週間ぐらい座学の研修をしてスタートさせたんやわ。

本番に突入してから一番おもしろいなと思ったのは、この業界に入る前、社会人になる前の人たちは、まず「認知症」という言葉を聞いたことはあっても、周辺症状だとか問題行動だとか、徘徊なんていう言葉も知らなければ、帰宅欲求なんていう言葉も知らない。僕らも教えていない。つまり、そういう言葉にまったく触れたこともないから、そういう言葉を使わない・使えないってこと。

**小宮**　逆にいうと、そういう業界の言葉に縛られていないという言い方もできるよね。

**和田**　そもそも、まったく頭のなかにそういうものが入っていないわけだから、縛られるもなにも本当にまったくないねん。そこが僕は「すごくいいな」って思った。

僕らって、この仕事の経験を積めば積むほど、学習していけばしていくほど、そういうところにどっぷりつかって、それが当たり前のようになってしまうやん。それが「専門性が引き上がってきた証」だと言わんばかりに、そういう専門用語的な言葉を使うやろ。僕は「それが危険」だというふうにずっと言い続けているだけに、それがおもしろかったな。

**小宮**　例えば、徘徊という言葉を知らないとどういうことが起こるんですか。

**和田**　夜中に入居者が廊下をうろうろして他の入居者の部屋を開けて回ったようやねんけど、それが記録に書いてある。記録には「Aさんが夜中に廊下を『巡回』されていました」と。巡回だよ（笑）。

僕が研修会でその話を受講生にすると、みんなが笑うのよ。「笑った人はきっと『徘徊』って書くでしょ」って言ったら、みんなが「そうだ」と言わんばかりにうなずくわけや。

**小宮**　それっておもしろいですよね。だって普通、「巡回」というのは職員に使うじゃないですか。

**和田**　そうだよな（笑）。

**小宮**　だけど、職員がやっていたら巡回で、利用者がやっていたら徘徊と、いつの間にか無理矢理意味づけてしまっていたことが、ひょっとしたら同じことかもしれないと受け止められないこともないですよね。職員は職員で、みんなを見て回ろうと思ってやっていて、利用者だって何か心配だからみんなのところを見て回ろうと思っていただけかもしれない。

**和田**　すごくステキだなと思ったのは、そこだけじゃなくて、「巡回」だから、何でこんな時間に巡回していたのかなとみんなが頭をひねるわけよ。何でこんな時間に巡回しているのかについてみんなで頭をひねって、一つの答えとして「目が覚めたらもう朝で、お参りをするためのところを探していたんじゃないか」みたいなところにいきつくわけや。

それが正しいとか間違ってるとかじゃなくて、「認知症の人＝うろうろきょろきょろする＝徘徊という症状が出ている」のではなく、「一つひとつの言動のわけを探していく」っていう、こんな当たり前に必要で大切なことやのに、キャリアを積めば積むほど失っていきやすいことやんか。

**小宮**　どっちかというと、また異常行動をしているなと。その人が何をしたかったかに関係なく、異常行動をしているなという話になってしまいがちですよね。

## 自分たちなりのルールづくり

**和田**　グループホームの一つのユニットに学卒者だけ6人配置して、リーダーも配置することなく、僕と施設長・副施設長といったベテランが24時間体制で数か月間後方支援に回ってやってみたの。もちろん、方針は出すし伝えないといけないことは伝えるし、アドバイスはするけどね。

どうなるかなってみていると、「何時になったら○○勤務の人がこれをする」といったように、自分たちのなかのルールをつくっていくんですよ。

小宮さんも知ってのとおり、僕は「ルールやスケジュールに基づく画一的な運営」を基本的にはぶち壊してきた人間やんか。でも、そこは学卒者たちの自主性に委ねて見守ってみたんや。

すると、そこから見えてきたことがあって、「社会人の経験さえもまったくない連中が、24時間の生活（支援）をスムーズに回していくためには、決め事なしでは回せないってこと。もう一つは、その中心になる人物は自然に現れる」ってこと。これはこれで、一つの生き残り作戦としてはうまいよなと思った。

**小宮**　何の既成概念もない人たちが、ルールをつくってまでしようとしていた一番優先順位の高いものは何だったんですか。

**和田**　必要なことを確実に実行していくための方策が多いかな。例えば、洗濯はどの勤務者がどの時間帯にするかといったようないわゆる業務の分担と工程化やね。要するに、自分たちなりにそういう分担を決めないと、気づきのあるやつもいれば気づかないやつもいるなかで、確実性を求めたんやろね。ある意味、責任感かな。

**小宮**　職員のやることは決めたけれど、利用者が何時に何をやらなければいけないということを決めるほどまでは独裁的ではなかった。

**和田**　それは方向性やから、そこにはいかなかったけれど、それに近いほうにできてはいくわな。自分たちのやることを作業としてとらえ、作業工程化していくわけやから。あと、気づきのいい職員と気づきのよくない職員が明確になってくると「私ばっかり」とか「あの人は……」ってことになるから、公平性を求めたんやろね。

**小宮**　公平に？

**和田**　みんなが同じことに取り組むってこと。事をする機会を均等化する「形の公平」やね。そういうやり方も一つの生き残りだなと感じてすごくおもしろかった。あと、学卒者もべテランも同じなんだなと思ったのは、「そんなことを私は聞いていませんでしたと言う職員」「何でもかんでも聞いてくる職員」「聞いていなくても自分で調べたり、先輩から盗んでやろうとする職員」の3タイプになるってこと。これも面白いなと思ったね。

開設から同じように時間が経って、同じような経験を積んでるのに、その違いが出てくる。これってどの職業でも同じやろね。

## 普通を支援できる「強み」

**小宮** こうして伺うと、例えば、今までの福祉学部みたいなところで教わってくる人と、介護の専門学校で教わってくる人というのは、意外と決めつけてしまうことも多いかもしれないですね。認知症の人が認知症の人らしく過ごすのではなくて、普通の人間の生活を送れるようにするために変えていかなければいけないということの意味においては、そういうのを何も知らない人がやるのもいいのかもしれないですよね。
**和田** うちの学卒者たちにとっては、買い物に行く、調理をする、玄関が開いている、喫茶店に行って間食をとる、自分でできることを自分でするといったようなことって、特段の疑問がないんじゃないかな。あまりにも「ふつうのこと」やからね。
経験してから他の施設に実習に行ったわけやないし、学校で習ったこともないし、比較する対象がないやろね。事前に10日間行かせてもらった施設も僕の仲間のところやから、軸は同じやったやろうし、そこに居るだけで緊張してたやろうからな。

**小宮** 何でこんな認知症の人たちを連れて、わざわざ大変なのに買い物なんかに行かなければいけないいんだって思うことはなく、買い物に行くのが普通なんだなと、それを支援するのが普通なんだと思う。

**和田** 美容院にも行くよ。普通でしょ（笑）。

**小宮** 連れていく。

**和田** うん。喫茶店にもよく出かけてるわ。名古屋は喫茶店文化やからな。

**小宮** それがすごいことだなんて思ってないの？

**和田** 思ってないと思うで。普通に市営バスに乗ってどこかへ出かけるとか、みんなでカラオケに行くとか、そういうことに対して、自分たちのやってることのすごさみたいなものも感じていなければ、逆に違和感も感じていないのと違うやろか。

施設長たちから聞く「普通に暮らせるように応援しよう」という言葉と、自分たちが取り組んでいることのズレもそうはないやろからね。そこがうちの未経験学卒者たちのすごいところやなと思うわ。知らないことをいい意味で武器にできている。

**小宮** そういう人たちは、違和感とか、しばらくやってみてやっぱり嫌になっちゃったとかはなかったんですか。

**和田** 逆に、経験者が違和感をもって退職したかな。ははは（笑）。

**小宮** 経験していた人が？

**和田** うん。介護施設で働いていた人たちが退職してる。

**小宮** 何て言って辞めたんですか。

**和田** 身体の調子が悪いってことなんやけどね。僕的には、そもそも身体に不調をきたした原因はストレスだろうなと思ってる。まぁ、和田行男につき合うのは大変やろうからね（笑）。

「ふつうの暮らし」を目指すって並大抵のことやないねん。自分たちの事情を優先した介護のほうがわかりやすいしね。施錠して出て行けないようにしたほうが、そっちに意識をもたずにすむからね。

現実の介護現場に矛盾をもっていても、いざその矛盾をぶち壊すことを自ら実践するとなると、相当なエネルギーがいるから。あとは人間関係かな。でも、これはフィフティフィフティやからな。お互いに言い分があるやろ。

学卒者も1人退職したけれど、元々目指したかった仕事に行けるチャンスがきたからで、その人が抜けたのは介護を要する人たちにとっては損失やったかな。名古屋市民に申し訳ないことをしたわ。ハハハ。

## 小規模多機能が輝くためには

**小宮**　新しく始めてやりたかったこと、結果的にやることになったことは何かありますか。

**和田**　うーん。あとは、小規模多機能型居宅介護（以下「小規模多機能」）やね。小規模多機能は、僕が所属する法人（株式会社大起エンゼルヘルプ：東京）で2か所やっているけれど、事業所に張りついて見てきたわけやないし、方向性だけ出して責任者に任せているからね。

でもここの施設には、僕が地元名古屋に居るときは必ずといっていいほど顔を出すので、現場のことが耳に入りやすいし、助言を求められることもあるし、家族と直接やりとりすることもあるからね。こいつはおもしろいで。

うちのやり方では経営的に厳しいけれど、小規模多機能の可能性や限界＝課題が実践的にみえてきて、こういうふうにすれば国民生活を支えられるかなとか、もうちょっとこうなればもっと世の中的にいいものになるだろうなみたいなところがみえたかな。

**小宮**　具体的にどんなことですか。

**和田**　例えば、小規模多機能では通いのサービスのなかに訪問診療が入ってこられないんやけど、自宅にいようが通いの場にいようが宿泊の場にいようが、「包括的に生活を支援する」のが小規模多機能のコンプライアンス。だったら、医療もそれに合わせないとね。小規模多機能の利用者を看取ったんやけど、数か月間、毎日職員が付き添って通院したからね。何とかしてもらいたいわ。

また、「毎日のように通いのサービスを提供することでしか自宅生活を継続できない人」が通いの定員と同数になると、登録者数を増やせなくなるやん。認知症になると要介護度が低い移動能力のある人のほうが、支援量としては必要やんか。

必要なことを・必要な分・必要なときに手だてするのを支援っていうんやけど、きちんと支援していても毎日通いのサービスが必要な人だらけだと、通いのサービスの定員数まででしか登録できひん。しかも、そういう人は要介護度が低かったりするから報酬も低い。つまり、一生懸命「必要なことを応援するほどに経営が厳しくなる」ってことや。

**小宮** やってみて、おもしろいところ、おもしろがっているところは何ですか。

**和田** 小規模多機能のおもしろさねぇ。例えば、デイサービスもショートステイも老人保健施設も受け入れてくれない人についてケアマネジャーから相談を受けた場合、「じゃあ何とかしないとね」と自分たちが腰を上げるやんか。

通所介護や小規模多機能の場合でも、対応が難しいと思われている人に対する僕のやり方は同じで、まずは本人との関係づくりから始めていくんやけど、通所介護だと、それに対して報酬は出ないので、事業者の持ち出しになる。つまり「利用に結びつける助走期間」は奉仕活動になる。でも小規模多機能の場合は、その時点から支援として制度化できているから経営を圧迫しない。圧迫がないから存分に必要に応じてできるわけよ。

別の例でいうと、まずはそうやって訪問することから始めて、何とか通いのサービスにつなげて、そのうち宿泊に……なんて計画をしていたとして、突然家族から「もうダメ」ってSOSが出たりするわけよ。その人の場合も「もうダメ。精神科へ入院させます」ってなったんやけど、小規模多機能なら宿泊サービスまであるから「打つ手がある」から打てる。それが通所介護だと宿泊がないし、ショートステイだと訪問がないので、打つ手が小規模多機能よりも薄いやん。八方ふさがりになりやすいわけよ。

こういう「自在性のある支援策がとれる」ところが面白いと思うけどね。

**小宮**　そうすると、デイサービスになかなか来てくれないような人でも、こちらから出張していって、お家を訪ねて向こうの安心感ができてきたところで、連れてきて合流してもらうことができるという、今まではあまりできなかったことができるということですか。

**和田**　うん、そやな。

## 在宅復帰支援としての小規模多機能

**和田**　あと、こんなこともある。小規模多機能に通いのサービスで来ていて、自宅で骨折しちゃったのね。最初は迎えに行くとバリケードを張って誰も入れようとしなかった婆さんなんやけど、職員たちの尽力でなんとか通いのサービスに連れ出すことができ、順調にすすめられていたんよ。でも、自宅で転倒して骨折。一人暮らしだったこともあって、「自宅復帰はもう無理」となった。でも、小規模多機能やから宿泊サービスで受け止めることができる。

ただ、小規模多機能はあくまでも宿泊サービス。だから、自宅に戻れないとなると入居系の施設へ転居させるのが自然なこと。うちはグループホームを併設しているもんだから、グループホームが空けばそちらに移すというのが順当なやり方っていわれがちやねんけど、「本人にとって、3階の小規模多機能から下階のグループホームに移ることがどうか」って考えるやん。その人は、移せば大混乱を起こすと思える人やしね。

そこで活躍するのが、小規模多機能に義務づけられている地域住民や利用者・利用者家族、町内会や行政関係者、有識者も交えた運営推進会議。ここでは、サービスの提供状況について評価を受けることにもなってるしね。つまり、僕らだけで支援策を決めていくのではなく、行政関係者も交えて合議ですすめていけるってこと。この人の場合は、「本人のことを考え、環境として慣れている3階に居るほうがよいのではないか」ということになったんで、ずっと小規模多機能で暮らしてる。真っ当やろ。

こういうのは「みんなで力を合わせて支援してる」感があっておもしろい。動けなくなったら小規模多機能からの転居を検討することになっているしね。

**小宮**　病院に長く入院していた人が退院すると、そのまま入居型の施設に入るということが多いですね。これまで老健では自宅復帰を支援するとか言っていたけれども、なかなかうまくいかないところがありました。小規模多機能をうまく使って、病院から在宅に引っ張ってくるやり方としても使えるという話もありますが、どうですか。

**和田**　そうやね。一人暮らしで認知症という状態にある人は、病院から自宅に戻れないことが多いやろうけど、小規模多機能は自宅生活継続の可能性を秘めてるで。

ある人も、グループホームに応募してきたんやけれど、「小規模多機能でいけるんじゃないか」ということになり、家族にもきちんと話をして、小規模多機能で支援することになった。まずは、通いのサービスと宿泊サービスでずっと施設で過ごし、体力と気力を取り戻し、部屋を少しだけ清潔にし、頃合いを図って自宅で過ごす時間を増やしていった。まずは1週間に一晩から「自宅復帰」を始めたんや。

最初はうちの責任者が夜遅くまで自宅の外で待機。どこかに行ってしまうかもしれんかららな（笑）。そのうち、元気な頃に通っていたモーニング喫茶にも行けるようになったんやけど、うちの職員たちって「すごいな」って思ったわ。

**小宮** 病院に入って、病気そのものの影響ではなくて、ずっと寝ていたことが原因で筋力が落ちて寝たきりになってしまう。その状態を見て家族は、在宅は無理と思ってしまったときに、小規模多機能をうまく利用するといいですよね。

まずは小規模多機能で引き受けて、少しずつ家に帰すことで、家族も何とかなるかもしれないと思って支えられるというのは、いい使い方だと思いますね。

## 本人の状態に合わせながら自宅に戻す

**小宮** かねてから疑問に感じていたのは、日本の介護サービスって、例えば病院の後は療養型、そして療養型とはこういう人が入るところです、老健はこういう人が入るところです、特養はこういう人が入るところです、グループホームはこういうところ、何とかはこういうところといって、その都度、利用者を動かしてきましたよね。利用者も、環境が変わると身体能力が落ちたり、具合が悪くなったり、適応できなくて混乱したりします。施設によって利用者像を決め、施設に合わせて利用者を動かすのは、一見、同じような人を扱って効率的にサービスをしているようで、実は全く逆だと思います。環境の変化に適応できない高齢者を混乱させて、かえって悪くすることを平気でやってきました。なだらかに本人の状態に合わせながら自宅に戻すというのが、本当に求められていたことだと思うんです。そういう意味では、サービスのあり方、考え方の改革ですね。

**和田**　もともとは〝ところてん〟のように、ここまではここ、ここからはあそこってな感じで、介護保険の施設類型は押し出し型の住み分けの発想やったよな。でも、そんななかにあっても、そういうことに取り組んでいた人たちがいたんと違うやろか。僕だって、本人のたっての希望を叶えるために家族を説得し、グループホームから自宅に戻したことがあるしね。

**小宮**　誰かが抜けた分、誰かが入らないと収入ががた落ちするから、ある時点で入れ替えるというのではなく、加減しながら、じゃあ、この人は今日は帰って、そのかわりこの人がちょっと具合が悪いから泊めさせてあげようかみたいなことができるといいですね。

**和田**　さっき話した、モーニング喫茶に行けるようになった人は、最近何て言ってるかっていうと「ここに泊めてくれ」って。

**小宮**　どこに？

**和田**　施設に（笑）。最近は施設にいたがるようなんや。それってステキな話やろ。自分の意思で施設にいたいと言えるって。逆にいえば、そう言ってもらえる施設になってるってことやん。この人にとっては、自宅も施設も自分にとっての居場所（居宅）ってことやんか。

**小宮**　金輪際（こんりんざい）こっちですって言われたら、心配だもんね。金輪際、ずっともう自宅しかダメです、あるいは施設しかダメですというと、ものすごく大きな決断をしなければいけないし、周りも大騒ぎして、やれ入所だ退所だといって。

**和田**　そうやね。だから、小規模多機能がもっとコンパクトになり、登録と通いの定員の差が縮まり、それで経営ができるようになると、自宅生活を支える可能性が広がると思う。要支援から要介護3くらいに焦点を当てて、自宅生活を支える位置づけをしっかりさせたほうがおもしろいと思うと、かつての厚生労働大臣に言ったんやけどね。すぐにいなくなった（笑）。

## 介護現場はしっかり取り組もうぜ！

**和田**　介護職って「何でこうなっているのか」を自分たちで突き詰めることもなく医療に投げたり、逆に医療にかかることを拒んだりためらって重篤（じゅうとく）化させてしまうなど、専門職としてはどうなんかなっていう事例に出会うことがある。

先日も、ショートステイの利用者が混乱して手に負えないからと、病院を受診。その病院も、認知症があるからということで精神科。その精神科の医師も認知症に長けた医師を紹介した。たらい回しの話ではなく、結論が「脱水」やったってこと。

また、自宅で暮らさせてやりたいって人を家族と僕らで支援してるんやけど、あることで大病院を受診したら、「もう、この状態なら精神科でしょ」って勧められた。

そうしたことから見えてくるのは、僕ら介護現場に認知症という状態にある人を支える度量と技量がないばっかりに、医療機関に入院させられている人が結構いるんじゃないかってこと。うちの職員は「いえ、自宅で暮らしていくことを望まれてますから」って医師に返せたけど、手間暇かかるような状態になって受診して入院を勧められたら、手抜きをしたい介護職はたとえ精神科でも「よかった」とばかりに入院させてしまうような方向に流れるよな。

**小宮**　何かわからない理由で暴れているときに、精神科に入院しろって言われたって、精神科病院みたいな生活からかけ離れた環境がその人に適しているわけはないですよね。精神科医に診てもらうことは大事な場合もあるけれど、認知症に詳しくない精神科医も大勢います。

**和田**　デイサービスから放り出され、ショートステイも途中で帰され、老人保健施設もダメで、どうにもならなくなってうちに相談に来た人がいるんやけど、そうなったら病院に入れるしかないって家族は思うやん。

最後の砦のように思われると、僕でもそれなりにプレッシャーがかかるけど、うちにはそういう難しい人に挑むことを愉しめるベテランがいるし、職員も社会的使命を感じている。しかも経営者に損得抜きに突入する果敢さがあるから、挑めるわけよ。何ができるかは結果であって、現に困ってる市民がいるんやったら、公金で飯食わせてもらってる僕らは一生懸命取り組むしかないやん。

でも、法律に「サービス提供拒否の禁止」が書かれるくらい介護現場って甘いってことやろ。客を拒んで商売できるんやから甘くなるわな。だからこそ、しっかり取り組まんとあかんのに。介護業界がしっかり取り組まないと、家族にしたら病院を頼るしかなくなる。小宮さんが言っているように「ここがいい」と思って病院に送っているわけでも何でもなくて、選択肢がなくて、ここへやるしかないってことで入院している人がいる。その背景に「僕らのだらしなさ」があるってことや。

## 介護の専門性とは

**小宮**　今まで介護専門学校などで教えてきた介護の専門性といわれるもののなかには、決めつけ型の何か意味不明のものが含まれていて、それが塗りかえられていない。

認知症のある人が生きていくときに、どう支援すれば自分でできなくなりかけているこ
とができるようになるのかとか、認知症の人のウイークポイントはここだから、ここを補
えばこれができるようになるとか、逆に、こういうことをうまく使えば、できないと思わ
れていたことができるようになるとかを、あまりに教えられていないと思うんです。
記憶に問題が出てきたときに、視覚で置きかえるというのが一つの手だと思うんですが、
自分で忘れてしまっていることが、例えば文字になって目の前にある、写真になって目の
前にあることで、自分はこういうことをしたんだし、今はこうすればいいんだなというこ
とがわかってできるとか、結構簡単な原則がわかるだけでもご本人の混乱がなくなること
があります。

そういうことをあまり教えないまま、認知症の人を収容して混乱したときにどう対処す
るのかみたいな話ばかりが先行してしまったのかなと思っています。

それから、例えば「帰宅欲求」や「帰宅願望」という言葉だって、非常に緩やかに自宅
から施設に移行するとか、施設から自宅に移行するっていうやり方をしたときは、溶けて
なくなっていく可能性もあるわけじゃないですか。

緩やかに移行する間に施設の職員と顔なじみになっていれば、自分はここにいてはいけ
ないと思わなくなるから、そもそも「帰りたい、帰りたい」と言わなくなる。ケアのやり

方次第だと思うんです。
　認知症の人をいきなりどこかの施設に入れて、本人が不安を感じていても「家族は帰ってください」と、今までみたいな入所の仕方をしたら、暴れるし混乱する。それが「帰宅欲求」や「帰宅願望」という言葉につながるわけじゃないですか。
　だから、認知症のケアの仕方によっては、「問題行動」だといわれている「帰宅欲求」や「帰宅願望」はそんなに表面化しないし、「認知症の人の特徴」ではなくなるかもしれないと思うんです。

**和田**　言ったら、普通のことだよね。

**小宮**　そう。帰りたいのは当たり前。今、自分がここに入所したという記憶がなくなれば、なぜここにいるかわからないから帰ろうとする。収容した人が混乱した場合にどう対処するかではなくて、地域で、家で暮らしている人を、自宅と家族だけではなくて、介護サービス、グループホーム、小規模多機能を使いながら、どうやって自分の人生を生きるかという文脈にテキストを書き直さなければなりません。その時、使わなくなる言葉がいっぱいあるんじゃないかという気がしているんですよね。
　だから、専門性が要らないのではありません。今までの非常に偏ったやり方のなかに見え隠れしていた間違った「専門性」をお掃除してみると、全然別の専門性が見えてくる。

今までの介護を経験してきた人にとっては、認知症の人を異常と見る目や思い込みが強すぎて逆に不利になる。これまでの介護を経験しなかった人は非常に真っ当なケアができる。だからといって、専門性が要らないということとは違うと私は思うんですよ。

**和田**　僕もそう思うよ。単に突入する気概があればできるかっていえば、そんなことはなく、見極めたり、関係をつくったり、誘い方を工夫してみたり、興奮させないように振る舞ってみたりと、本人に会った瞬間から専門性を発揮して挑むわけで、やみくもに関わるわけやないからね。

学卒者だけでもいい線まではいけたけど、できないことも山ほどあった。例えば、入居者のほうが強くなりすぎて入居者の言いなりになってしまっているとかね（笑）。移乗介助や歩行介助のような基本的な技術が未熟で右往左往してしまったり、リスクを下げるような思考や、先を予測した言動がとれないとかね。これは、習えばすぐにできる、チャレンジ精神だけでできるってことでもなくて、それなりに理屈と経験が必要や。一朝一夕に専門性なんて築けるはずもない。だから、介護の専門性でいえば「専門性は絶対必要」だと言い切れるけど、じゃあ教科書がないとできないか、研修を受ければできるかって話でしょ。そこにこだわってしまったことでうまくいかないようなこともある。

例えば、看護学校の学生実習をグループホームで受けたんやけど、全員血圧が測れず、泣いていたからね。なぜ測れないかといったら、血圧を測る前に患者にきちんと説明をしなさいって教わるから。どんな人かもわからず、自分がどんなふうに見られているかも考えず、教科書どおりに「○○さん、血圧を測らせてもらっていいですか」って聞くから「いらない」って断られ、「身体の調子をみておきましょう」ってダメ押しをしても「どこも悪くない」って断られるわけや（笑）。ホンマに泣いていたもんな。看護師の卵が血圧一つ、誰一人として測れなかったんやから。

## 溶けてなくなる「徘徊」「帰宅欲求」「問題行動」……

**小宮**　「徘徊」という言葉も、外出したいという利用者の気持ちを削がずに、それをうまく使いながら支援するのにはどうしたらいいかと考えたら、「徘徊」という言葉自体がなくなる。徘徊するから何かの薬を飲ませよ、徘徊するからどこかに閉じ込めろ、施錠しろではなくて、誰でもやたらとつきまとわれると嫌な気持ちがするものだから、少し離れて見守りながら、外出する意欲を萎（な）えさせないように支援しましょうとも言えるわけじゃないですか。そういったときに、徘徊とか帰宅欲求とか問題行動という言葉が、環境とケアの仕方が違うなかでは溶けてなくなる。重要ではなくなるということがあると思う。そうしなければいけない。

**和田**　そう、そうしなあかん。「被害妄想が出た」とか言って騒いでいるのも、よく聞くと「そりゃ、婆さんがあんたを疑うのはもっともや」ってことが多い。大事なものが目の前と脳のなかから消えたら、誰でも騒ぐし、探しても見つからなかったら他人のことを疑うやろ。それと婆さんの言っていることは同じなのに、認知症という冠がつくと被害妄想者にされてしまうっておかしい。

**小宮**　「入浴拒否」という言葉も同じです。例えば、何が何でも週に2回は入浴させなければいけないと決まっていたら、介護報酬を受け取るためには2回入浴させなければいけないからやらないと困る、今日は絶対に入れなければいけないということになる。すると、本人が同意していないのに服を脱がせたりするから、「入浴拒否」になりますよね。

**和田**　なるな（笑）。

**小宮**　でも、今日は入る気がないんだったら、不潔かもしれないけれど死ぬわけではないからいいか。もうちょっと気が向いたときにやりましょう、家族が来たときにうまく声かけしてもらってやりましょうと考えられたら、「入浴拒否」という言葉がなくなって、「入浴はご本人が気分のいいときに誘いましょう」ということになるんじゃないですか。

**和田**　それはあるな。そもそも、拒否って言葉は本人が使うもんやろ。「誘われたけど、あの人は嫌だから拒否しちゃった」という使い方が正解で、それを基準にすると「お誘いしたけど断られました」っていうのが僕らの言い方やろ。となれば「誘い方が悪かったからと違うやろか」って自分に返すやんな。

しかも人は多様で、その多様に認知症がくっついてさらに複雑多様になるわけ。その複雑多様なものに、ある一定の法則みたいなものを放り込んで、これでうまくいきまっせみたいな話じゃなくて、多様なものに対応していこうと思ったら、多彩にならないとねって思うことが大事。それってまずは「何でもありき」の世界やろ。それが生きることを支える基本で、生かすことだったらその逆で、あれもこれもなしにしたい世界ってことやわな。

**小宮**　多様な人なのに、何が何でも朝は7時に起きなければいけない、8時には食卓についてもらっていなければ困る、食事が終わったらみんながそろってお手洗いに行かなければいけない、輪飾りをつくらなければいけない、風船バレーをやらなければいけないというと、それになじまない人が「おかしな人」になってしまう。

でも、私たちの普通の生活では、「うちの誰々は朝は遅いのよね、起きたいときに起きて、一人で食事をしてもらいましょう」ということになる。「この人は幼稚園っぽい活動は嫌いで新聞を読んでいるのが好きなんだ」と理解すれば、別に普通の生活を支えればいいだけのことになるんじゃないかな。

**和田**　僕の場合は、何が何でも7時にここで飯を食えるようにしようとは思わないんだけれども、どうやったらその人が7時にここで飯を食いたいと思えるかには挑んでいく。つまり、その人がこうしたいということを応援するだけだったら、専門性は要らないと思っている。それなら、隣近所のおばちゃんでもできると思うねん。でも僕はそうではなくて、その人の意思や気持ちに添いながらも、その人を真ん中において専門性を働かせられるから専門職かなと思ってる。

どこにも行きたくない、食いたくない、入りたくない、何にもしたくないということに応えるだけではなくて、どうやったら変えていけるかに専門性が必要だと思うんです。

**小宮** でも、7時にご飯を食べなくてもいいし。普通の家でも人によって食べる時間が違う、なんていうことはよくあるわ。

**和田** 食べなくてもいいんだよ。でも、7時にご飯を食べない理由があって、その理由によっては「7時にご飯を食べたい」と思えるように挑んでいくってことや。

**小宮** みんなで買い物に行くときにいつも行けない人は、毎回じゃなくてもいいから一緒に行こうというふうにはしようとは思うけれど、今まではあまりにもみんな同じように暮らすとかが強すぎたと思うのよね。

**和田**　違う角度からいえば、職員の動き方に婆さんを合わさせてきたわけですよ。だから、そこから外れると問題・わがままととらえるんや（笑）。

**小宮**　職員のスケジュールに合わさせて、おまけに苦労していたんだよね。絶対にそのとおりにやらせなければいけないということで。そんなことをすると、洗面所だって混むし、その時間にできないと慌てるし、それだったら別にみんな同じ時間にやらなくたっていいし、早く起きる人もいれば、遅く起きる人もいていいと思いますね。

**和田**　いいと思うよ。それは本人にとっての理由だから、「それでいい」ってこともいっぱいあるわな。ただ、介護の現場もそれに応えきれないってこともある。グループホームと特養の決定的な違いは「朝」に出やすい。グループホームの朝は一人の職員しかいないところがほとんどやと思うけど、一人でも入居者は最大9人しかいないやん。

特養や老健だと、二人以上の職員がいるんやけど、利用者が50人ぐらいいるからね。「ベッドから起きることを介助して、リビングまで移動支援して」を最大50回繰り返すわけやから、どうしても画一的になりがちやわな。

50人の利用者に2名の職員がいても、職員一人当たりの利用者はグループホームの3倍

## 大勢で暮らすのではなく、大勢の単位で暮らす

近くいるわけで、個別に支援するなんてなかなかできひんやろ。かといって、特養の夜勤者を3倍に増やせるかっていったら、現状では無理やしな。

ただ、工夫を凝らしてるところもあって、あるところでは、朝食時間が9時なんよ。何でかといったら、8時に日勤の職員が出勤して、夜勤帯と日勤帯が合流し、8時から利用者に食事のために起きてもらうことを始めるからやねん。関わる職員の人数が多いから、起床の介助も余裕があるし、食事の介助も余裕があったな。

ただし痛し痒しで、夕方の時間帯に職員が少なくなるから、就寝準備をして夕食をとってたわ。しかも行政や他の事業者から「朝食時間が遅くないか」とつっつかれたりして苦心してたわ。

**小宮**　やっぱり大規模はなくしていかなければつらいわね。

**和田**　実際にやってみたらわかるんだけれど、入居者10人の5ユニットで入居者50人やろ。10人のところに2名ずつ職員を配置すると、全体では50人で10名を配置することになるやん。そしたら、10人で日中2名のところよりも、50人で10名のところのほうが全体では支援策は豊かやで。職員の数って、行動の数につながるからね。絶対数が少ないほうがとれる行動が少なくなるんや。だから僕は、従来型の特養が大好きやねん。

**小宮**　でも大勢で暮らすのは、普通の家庭じゃないから疲れるわ。

**和田**　大勢で暮らすわけではなくて、大勢の単位になっているだけと考えればいいんだよ。

**小宮**　ユニットを超えて、臨機応変に支援できたら「私はあっちのグループと一緒に出かけてきます」ということも可能になるよね。

## 今ある現実をどう変えていくか

**和田**　僕はグループホームに取り組んでさらに思うようになったんやけど、入居者の人数が少なければよいと思わないし、職員の数が多いのもよいとは思わへん。グループホームで施設長をしていたときは、入居者の定員が8名やったけど、入居者が入院して7名になってしまっただけで、全然雰囲気が変わるもんね。誤解しないでほしいけど「8名のほうが豊か」やったわ。東京の仲間たちとの飲み会で、「9名のユニットに日中何名の職員がよいと思う」って聞いたら、ほとんどの連中が「3名かな」って答えてたわ。

**小宮**　私、人と食事に行くときも3人くらいまでがいいと思ってて、ひとりで気を使える相手の人数って3人くらいですよね。

**和田**　グループホームの9名っていうのは、いい線出してると思うで。うちのグループホームと特定施設には、一つの単位が8名、9名、10名、12名、13名のところがあるけれど、10名を超えると「多い」って感じる。でも、8名以下がよいと思ったことはないもんね。

**小宮**　やっぱり50名っていうのは普通の家庭の人数ではないなと思って。

**和田**　50名の単位になると、50名みんなが一つのテーブルを囲んで飯を食えないじゃないですか。あれはだめだね。やっぱり、一つのテーブルを囲んで顔突き合わせて飯を食えるのがいい。「唾が飛ぶ距離」が大事やって言ってるんやけどな。

**小宮**　介護の世界ももう少し速く変わってほしいと思うけれど、いまだに大規模施設の大規模処遇みたいなのが続いている。そうすると、目をかけられない人が出てくるし、大量処理になる。

**和田**　結論的にいえば、50名とかの大規模な単位で暮らすことって、あまりメリットはないかな。

**小宮**　連帯感とかなじみの関係もつくりにくい。

**和田**　それは難しいな。

**小宮**　大きい広間にみんなでどわっと並んで食事をとるとか。

**和田**　どこの誰か、まずわからない（笑）。いや、わかろうとしないやろね。僕らでも。

**小宮**　ビニールのエプロンをテーブルにどかっと広げて、そのうえに食事をどんと、置かれているのを見ると、ここには入りたくないと思いますね。

**和田**　エプロンは別の話やけどね。だけど今それがあるのも現実だから、その現実をどういうふうに変えていくかでいろんな提案もしていくんやけどね。あのでかさの空間で生きた経験が庶民にはないからね（笑）。廊下に部屋がいくつもできるから（笑）。あのでかさの経験は学校とか病院やろな。昔はそういう大広間のある旅館があって、食事も50人とか100人とかで食べていたけれども、今は私たち普通の人の旅館の食事でももっと狭い空間で食べるよね。

**小宮**　ははは（笑）。

**和田**　グループホームの基準規模は、けっこうメリットがある。まずは建築コストが安くて済むから、国民の負担が少ない。一人あたりのエネルギー消費量が少なくて済むし、壊したときのゴミの量が少なくて経費が安い。しかも、大型にして厨房をもつ施設よりも、グループホームのように食材を町に調達する「ふつうの暮らしかた」の仕組みにするほうが、町のなかにお金を落としやすいから、地域経済の活性化に微力ながらも貢献できる。それは、人と人の関係まで必然的に深める。介護施設にそういう位置づけをしっかりもたせないと、超高齢社会を豊かにはできひんやろね。Ⓐ

# あとがき

和田行男

この仕事をしている人からよく聞く言葉の一つが「現場もわからないくせに」という、役人や第三者評価者やジャーナリストたちに向けられる言葉。

保育の世界でも「子どもを産んだことがないあなたに何がわかるのよ」と母親が保育士に言ったりするようだが、「経験がある・なし」を基準にして「経験があるからわかる」「経験がないからわからない」と抑えるのはひどい話である。そんなことを言い出したら何事も経験者でしか声を出せなくなり、総理大臣にモノを言える者はいなくなる。恐ろしい発想だ。

逆に、ある介護の取り組みで「私はジャーナリストだが」と前置きして僕の言動を非難した人がいたが、僕はその方と面識はなく、もちろん取材を受けたこともなく、現場に来たこともなければ、僕の実践を見たこともなければ、婆さんに会ってくれたこともない。

つまり僕から言わせれば、自分で見聞きしない・取材しない者が「ジャーナリスト」と専門ぶって僕にとやかく言うのはお角違いで、許せないことであり、恥ずかしい話だ。

小宮さんとの出会いは共通の知人を通じてだが、当時NHK解説委員として介護現場を見聞きしながら、自分の思考と自分の言葉をもって「よさ・問題点」や「仕組み」を語っている人だと知り、解説委員を離れたあともお付き合いさせてもらっている。

先日も「和田さんが名古屋でやっていることを見たい」と来られたが、そのときに、いろんなことがわからなくなっている婆さんが小宮さんに絡んできた。「どうするのかな」とじっと見ていると、その方への接し方から「口だけ頭だけジャーナリスト」ではないことが〝婆さんの姿〟を通じて垣間見え、なぜかとても嬉しく感じた。

小宮さんと会うと、よく語り合う。この本は、そのほんの一部。

ジャーナリストだけに、とことん「なんでそうなったの」「なんでそう思うの」って追い込んでこられるのは「面倒だな」と思うときもあるが、僕も「なんで？」を大事にしてきたほうなので、頭をフル回転させる貴重な時間であり、ノウミソを整理できる時間でもある。

ときには、ものすごい言い合いになることもある。でも、この本を読んでいただければ感じてもらえると思うが「方向感は同じ」なので、折り合いはつく。

この本で、人が人として最期まで生きていける社会のありようを見つめ、「そのために力を尽くすことを惜しまない御一行様」に加わっていただける方がひとり増えれば幸いである。

２０１５年２月

# あとがき

小宮英美

和田行男さんと私は、逆、逆、「真逆」です。和田さんは「男」で小宮は「女」、和田さんは「関西人」で小宮は「関東人」、和田さんは「ガサツ」で小宮は「繊細（!?）」、和田さんは「エッチ」で小宮は「上品」、何をとっても「真逆」です。でも、だから話をすると、いろいろな化学反応が起きて、考えさせられるんです。カーナビで自分の車が今どこを走っているのかを知るには、複数の衛星からの電波を受けることで、位置を同定するそうです。一つの衛星からの電波では、正確な位置はわかりません。ものごとの意味を理解するうえで、自分と違う位置に立つ人の認識や考え方や感想を知ることは、とても大切だしエキサイティングです。

そんな人間関係ですが、和田さんと小宮には一つ共通点があると思います。それは、「権威」にだまされず、自分の頭で考えること。臆せず自分の考えを相手に投げかけてみることです。「厚生労働省が言ったから」とか「偉いお医者さんが言ったから」というような理由では、簡単に何かを信じ込むことはありません。自分の経験や考え方に照らし合わせて柔軟に考え、咀嚼してから、自分のものにしていくことではないでしょうか。認知症になったからといって、それはその人の属性の一つに過ぎず、一人ひとりを個性ある人間としてとらえ、個別ケアのあり方を極めていくことが大切です。

さっき和田さんは「ガサツ」とふざけて書いちゃいましたけれど、和田さんは実は結構、繊細です。10年ほど前、グループホーム関係の仲間たちと和田さんの家に行ったことがあります。内装は古い日本家屋のような雰囲気で、古民家にありそうな水屋箪笥が置いてあったり、洗面所はレトロなタイルが使われていたり、美的センスにも優れているんです。

また、これは明かしたら本人が怒るかもしれませんけれども、一度和田さんの涙を見たことがありました。それは小宮が、和田さんにお会いしてから間もない頃に、何の気なしに、かつて自分で取材して制作し、放送した番組を見せた時のことでした。JRの民営化に当たって労働組合が迷走し、働いている人が自分の職場から追い出された過程を取材したドキュメンタリー番組でした。不意打ちを食らった和田さんは大粒の涙を流しました。和田さん、かつては国鉄職員で労働組合のリーダーも務め、でも時代の流れには抗うことができずに、国鉄を去ったという経験の持ち主だったんですね。

でも自分にはどうにもならない、思い通りにならない悔しさやつらさ、ふがいなさをなめ尽くした経験が、彼の血となり肉となっているのではないでしょうか。認知症の人たちの心の根底に流れるもの、それは今までできたことができなくなり、思い通りにならない、他人が自分を信じてくれない、一人前の人と見てくれない、そうした不安とやりきれなさなのではないかと思います。人の痛みを知る和田さんの生きざまが、ユニークな発想の根底に流れていると思います。これからもより自然に認知症の人を支えていく支援を切り拓いていってほしいと思います。

2015年2月

## プロフィール

### 和田　行男（わだ　ゆきお）

高知県生まれ。1987年、国鉄の電車修理工から福祉の世界へ大転身。

特別養護老人ホームなどを経験したのち1999年、東京都で初めてとなる「グループホームこもれび」の施設長に。現在は株式会社大起エンゼルヘルプ地域密着・地域包括事業部＆入居・通所事業部部長、株式会社「波の女」専務取締役。介護福祉士。著書に『大逆転の痴呆ケア』『認知症開花支援』『認知症になる僕たちへ』（中央法規出版）、『だいじょうぶ認知症』（朝日新書）などがある。

### 小宮　英美（こみや　えみ）

東京都生まれ。1983年、東京大学文学部社会学科卒。NHK入局。報道番組ディレクターとしてスタート。主に介護・医療の分野でドキュメンタリーなどを制作。札幌放送局、東京放送センター特報部、福岡放送局チーフ・ディレクター、解説委員などを経て現在は国際放送局チーフ・プロデューサー。著書に『痴呆性高齢者ケア』（中公新書）、共著に『個室・ユニットケアの老人病院』（法研）、『グループホーム読本』（ミネルヴァ書房）などがある。

# ダメ出し認知症ケア

2015年3月30日　初　版　発　行
2017年6月20日　初版第3刷発行

著　者　和田行男・小宮英美

発行者　荘村明彦

発行所　中央法規出版株式会社
〒110-0016　東京都台東区台東3-29-1　中央法規ビル
営　　業　TEL 03-3834-5817　FAX 03-3837-8037
書店窓口　TEL 03-3834-5815　FAX 03-3837-8035
編　　集　TEL 03-3834-5812　FAX 03-3837-8032
http://www.chuohoki.co.jp/

装幀・本文デザイン　松田行正＋杉本聖士（株式会社マツダオフィス）

イラスト　梅熊大介

印刷・製本　長野印刷商工株式会社


ISBN978-4-8058-5126-5